心の病気はどう治す?

佐藤光展

講談社現代新書

2732

はじめに

本書は、精神医療界のオールスターチームによるメンタルヘルス向上のためのガイドブックです。回復に役立つ知識から社会的課題を解消するヒントまで、ありったけの情報を盛り込みました。

個々に主役を張れるほど著名な精神科医たちに、ウルトラ兄弟のように大集結してもらったのには理由があります。薬にばかり頼ってきた精神医療が袋小路に入り込み、史上最大級のピンチに直面しているからです。このままでは患者がますます追い込まれてしまいます。

厚生労働省が3年に1度行う患者調査によると、精神疾患の治療を受けている人は日本国民の20人に1人に当たる614万8000人（2020年時点の推計値）に上り、増加する一方となっています。

ところが、治療を担う精神医学や精神医療は世界的に行き詰まっています。動物や細胞を用いた長年の生物学的研究の甲斐もなく、精神疾患の多くは今も原因不明で、有効な検査法すら見つかっていません。どの精神疾患なのかを判断する診断基準も曖昧で、過剰診断や誤診とみられる被害が絶えません。頼みの綱である向精神薬もニセ薬との効果の差が出にくく、副作用の方が大きいことが珍しくありません。

ハーバード大学科学史学科教授のアン・ハリントンさんは、精神科医の松本俊彦さん（第1章に登場）らが日本語訳に関わった著書『マインド・フィクサー　精神疾患の原因はどこにあるのか？』（金剛出版）の中で、現状を端的に記しています。

「1980年代に〝生物学的精神医学〟革命をもたらそうとした野心的な挑戦は、今では見る影もない。近年、製薬企業の多くは、儲けを生み出す新たな向精神薬が生まれる見込みは小さいと判断し、精神科領域から逃げ出しており、生物学的精神医学の権威を頼りに作成された診断マニュアルは、部外者だけでなく、このマニュアル策定に従事していた関係者たちからも攻撃を受けている有様だ」

こうした状況に対して、国際情勢に詳しい日本の精神科医からも厳しい声が上がっています。認知行動療法を日本で広めた大野裕さん（第4章に登場）は、次のように語ります。

「米国精神医学会では、バイオマーカー（特定のタンパク質の血中濃度など、診断に役立つ生物学的指標）に基づく新たな診断基準を作る試みを続けてきました。これが成功すれば、診断のみならず薬物療法も進歩するはずです。しかし、いつまで経っても成功せず、バイオマーカーすらも見つからず、科学性に欠ける診断基準への批判が高まってきたのです」

世界精神保健連盟理事長を務める秋山剛さん（第2章コラムに登場）も、こう指摘します。

「『現在の診断基準では治療方針を立てられない』と明言する精神科医が海外では増えていて、私もそのように思います。診断はある程度の括《くく》りにはなりますが、虐待やいじめが背景にあるトラウマとか、家族関係の問題とか、軽度の発達障害の問題とか、注意を払うべき要因が他にたくさんあり、これらをきちんと調べないと最適な治療方針を立てられません。生物学的な研究は大事ですが、患者さんとしっかり向き合う視点を失ったら精神医療は成り立ちません」

各章に登場する精神科医たちは、20世紀から続いてきた薬物療法偏重という生物学的精神医学の激流の中で、時に大波にのまれながらも踏み止まり、患者の「こころ」と向き合い続けた人たちです。葛藤の中で見出された精神療法などの叡知を、生きづらい自分や劣化する社会を変えるために共有し、「みんな」のものにしたい。それが本書の狙いです。

2024年1月

目　次

第1章　依存症「ヒトは生きるために依存する」

Toshihiko Matsumoto

松本俊彦《まつもととしひこ》さん

国立精神・神経医療研究センター精神保健研究所薬物依存研究部部長。1993年、佐賀医科大学卒。神奈川県立精神医療センター、横浜市立大学医学部附属病院などを経て同センターへ。司法精神医学研究部室長、自殺予防総合対策センター副センター長などを務め、2015年より現職。著書は『「助けて」が言えない　子ども編』（日本評論社）など。

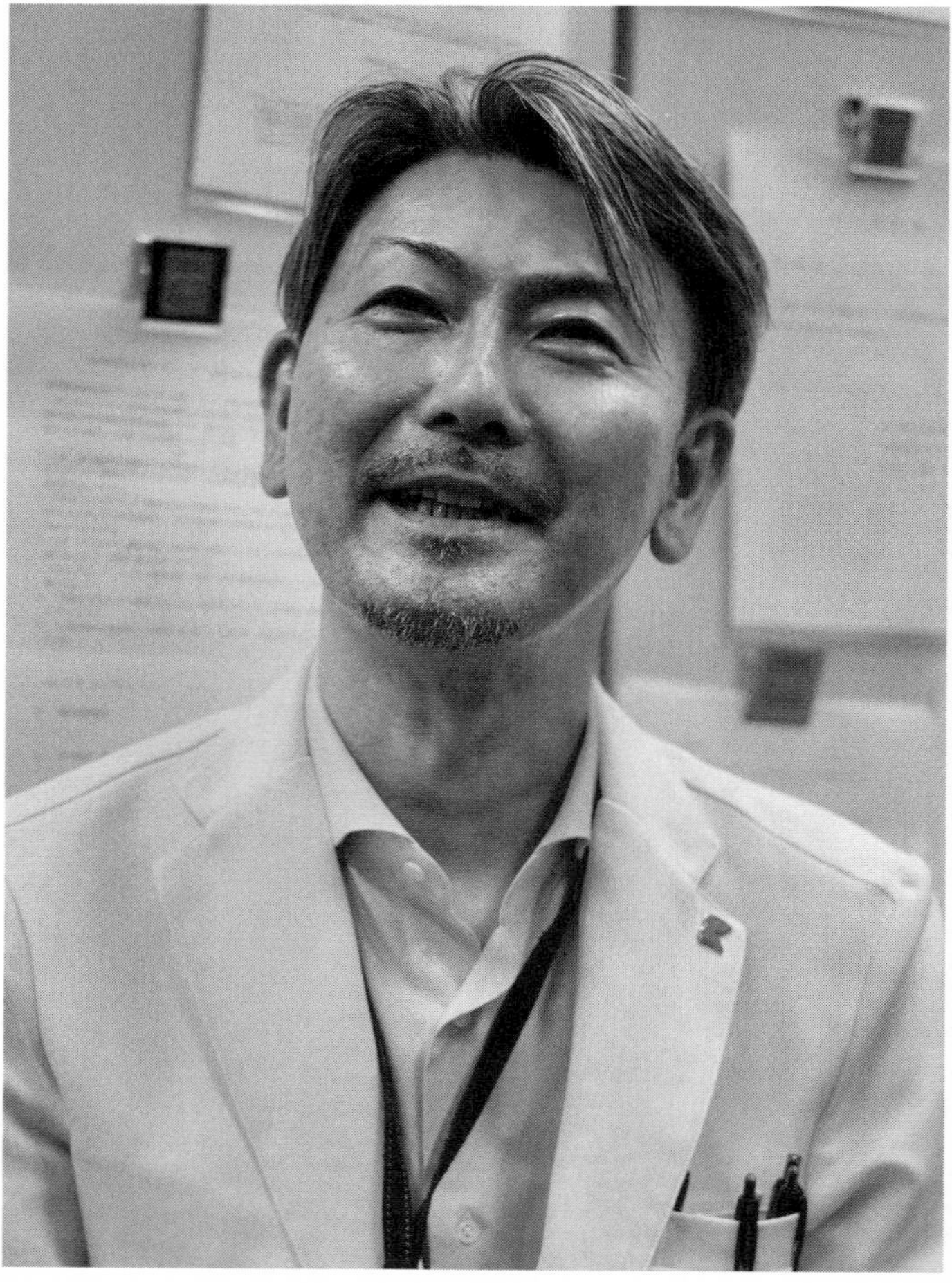

3年に及ぶコロナ騒動がやっと収束に向かった2023年春、筆者は桜満開の小田原城址公園（神奈川県小田原市）を訪れました。ここは、日本の依存症治療を引っ張ってきた精神科医、松本俊彦さんの出身地でもあります。松本さんには10年以上前から、取材やイベントでお世話になってきました。

ぽかぽかの好天に恵まれて、公園内は平日の昼間なのに人があふれています。1周80円と激安な豆汽車乗り場には家族連れの長蛇の列ができ、散策や写真撮影を楽しむ外国人観光客の姿も多数みられます。人込みはできるだけ避けたい性分なのに、この日は、人の温もりで沸いた温泉につかるような心地よい空気に癒されました。

筆者は日本100名城を3年で制覇したほどの城好きなので、510円を払って小田原城天守の中へ。1960年に外観復元された鉄筋コンクリート造りの模擬天守ではありますが、丹沢・箱根の山々から相模湾・伊豆半島まで、ぐるりと一望できる最上階からの眺めは格別です。かつて、豊臣秀吉が小田原攻めの際に築いた一夜城の跡が残る石垣山（笠《かさ》懸山《がけやま》）を眺めながら、東国最強の城の明け渡しを決めた北条氏直らの無念に思いを馳せることもできます。

しかしこの日、展望デッキを歩く筆者のこころの片隅には、ややもやした暗雲が立ち込めていました。2021年に出版された松本さんの回顧録を読んでから、小田原城天守とこの暗雲は筆者の中でセットになってしまったのです。

松本さんが半生を綴ったその本は、『誰がために医師はいる――クスリとヒトの現代論』（みすず書房）。まだ20代後半の新米医師だった頃、非常勤で働いていた小田原の総合病院精神科外来で、受け持った50代男性患者の衝撃的な最期を記した箇所が、筆者の暗雲の発生源となりました。一部引用します。

「（うつ病の）治療開始からちょうど半年が過ぎたところであった。確かに当時、彼が置かれていた状況は困難きわまりないものではあった。事業に失敗して一家離散した末に、いまや知人の一人もいない土地に流れ着き、孤独な単身生活を送っていたのだ。死にたくなっても不思議ではない。とはいえ、診察室で発散する怒りや恨みのエネルギーからは、『俺はこのままでは終われない』という、灰に埋もれた熾火《おきび》のようにくすぶる復活の意欲を感じてもいた。だから、死にたいと思っても実際に死ぬことはない、少なくともいまのタイミングではないだろう、と高をくくっていた」

「正直にいえば、彼の自殺が衝撃的だったのは、青天の霹靂のようなタイミングゆえではなかった。むしろその死に様ゆえであった。彼は飛び降り自殺をしたのだ。それも、よりによって小田原城の天守閣から身を投げて」

「前兆」と判断しきれなかった静穏化

小田原城は、子どもの頃の松本さんの遊び場でした。天守の館内に展示されている甲冑や絵巻などを眺めながら、歴史オタクの松本少年は空想を膨らませ、胸を熱くしたと言います。様々な思い出が切子細工のように詰まった大事な場所で、担当患者が自殺したのです。一読者の筆者のこころにも暗雲を生じさせるほどですから、松本さんが受けた衝撃の大きさは計り知れません。

「それは、私にとって心の底が抜けるような体験であった。あの患者は、私を傷つけるためにあえて小田原城を死に場所として選んだのではないか——そんな疑いの念さえわいてきた」

最後の診察の日、男性はいつもとはまるで違った様子で、何かが吹っ切れたかのような清々しい表情だったと松本さんは振り返ります。話す内容も楽しい思い出話ばかり。何か変だと感じ、「もしかして自殺を」との思いが脳裏をかすめたものの、言葉にはできませんでした。同書にこう書いています。

「『まさか』と思ったのだ。それに、楽しげに語る彼を遮って自殺に関する質問をするのは、いくらなんでも唐突すぎた。(中略)あまりにも無作法だ。今日はひとまず様子を見て、次回、同じような印象を受けたら、そのときこそきちんと質問しよう」

同書での苦い記憶の再生は続きます。患者のこころの痛手と向き合うことを生業とする精神科医としての覚悟を示すかのように、本当は目を背けたい自身のこころの痛手をえぐっていきます。松本さんの真骨頂です。

「しかし、これは自分に都合のよい弁明にすぎない。本当のところ私は、今日くらいはあっさりと外来診療を終えたいと思ったにちがいないのだ。今回くらいは重苦しい話はなしにして、よい後味のまま診療を終えたい、いまは楽をさせてほしい……そういう気持ちだったはずなのだ」

結局、「仕事が忙しく予定がみえない」という男性の言葉を受け入れて、次の診察日を決めぬまま診察を無難に終えてしまいました。「予定がみえない」という言葉の裏側には「無理やりにでも予定を決めて欲しい」という渇望があったのかもしれないのに。

巨大地震の前には、小さな地震が明らかに減る静穏化が起こることがあります。男性の突然の静穏化に松本さんは戸惑い、死の前兆現象ではないかと一瞬感じながらも、見過ごした不甲斐なさを悔いています。それでも次回の診察日さえ決めていれば、少なくともその日までは男性は生きていたはずだ。そう考えて、このトラウマ的な章を次のように結んでいます。

「以来、私は診療の場面で自殺念慮について問うことを恐れなくなった。というよりも、問わなければ取り返しがつかない事態が起きると信じるようになった。あいかわらず、診察場面では患者の冗長な話に苛立ち、また、苦手意識を払拭できない患者も依然として存在したままではあるが、それでも、心のなかにある墓標に刻まれた言葉だけは肝に銘じている。曰く、『次回の診療予約をとること自体に治療的な意味があり、予約の有無こそが生ける人と死せる人とを隔てるものなのだ』と」

キャンペーンが広めたゾンビイメージ

30代になった松本さんは、所属大学の医局人事の都合で、希望者の少ない依存症専門病院に配属され、そこでも力不足を痛感することになりました。患者は20代の女性。頻繁に暴力をふるう男性と同棲し、覚せい剤を打たれて性行為を強要される被害を受けていました。隙をみて脱出し、ひとり暮らしを始めたものの、夜になると覚せい剤への渇望が沸き上がり、密売人から購入するようになりました。打たれるのが嫌でたまらなかった覚せい剤を、なぜ求めてしまうのか。自分の行動すらも理解できなくなった女性は、松本さんがいた病院に救いを求めてやって来ました。

即入院となった女性は当初は落ち着いていましたが、1週間目の夜、「男の人影が見える」「もう死にたい」などと怯えて混乱状態に。以後も夜になると混乱するため、常に明るくザワザワしたナースステーションの隅にベッドを移すと、安心して眠れるようになりました。ところが、退院した日の夜に覚せい剤を再使用。そんな自分が嫌になって警察に自首をした後、留置場の中で自殺してしまったのです。松本さんは自殺の連絡を受けるまで、女性が逮捕されたことを知りませんでした。

当時の松本さんは、女性の幻視や混乱は覚せい剤の影響だと判断するしかありませんでした。他に理由を見つけられなかったからです。「でも、腑に落ちませんでした。使用歴などからみて、断薬後の幻視の長期化は考えにくかったからです」と振り返ります。

私たちが抱く覚せい剤依存の典型的な患者像は、頬がこけて目は落ち窪み、血の気のない肌をしたゾンビのような姿であり、幻視などに苦しみ続ける哀れで自業自得な末路、というイメージではないでしょうか。実際、そのようなイラストが今も見られます。それは昔、日本民間放送連盟がテレビで頻繁に流した標語「覚せい剤やめますか？　それとも人間やめますか？」などの薬物乱用防止キャンペーンの影響が大きいと考えられます。

現在も、子どもたちをメインターゲットとした「ダメ。ゼッタイ。」キャンペーンが継続中です。このような単純化し過ぎた脅迫的メッセージによって、覚せい剤は一度でも使ったら止められなくなり、人間ですらなくなる、という恐怖が私たちに刷り込まれたのです。ところが実際は「薬物依存の専門医でも、ゾンビのような患者にはほとんど出くわしません」と松本さんは語ります。

確かに筆者も、依存症専門病院や自助グループの取材で覚せい剤の長期使用経験者に多く会いましたが、総じて体調は良さそうでゾンビ風の人は見たことがありません。ふとしたきっかけで「また使いたい」という渇望が襲うことを除けば普通の人です。精神依存が生じやすい違法薬物なので行政の取り締まりは当然であり、使用は決して勧められませんが、誇張やデマで国民をビビらせる手法は悪質です。覚せい剤依存の患者に回復不能なゾンビイメージを押しつけることは、社会復帰を阻む人権侵害行為といえます。

覚せい剤の奥にある心的外傷

「覚せい剤による幻覚や妄想は、一部の重症者を除けば一過性で終わる。使用を止めてから1週間も経って表れた女性の幻視を、覚せい剤の後遺症としてのフラッシュバックと考えるのは無理があるのではないか」。若き日の松本さんは考え続けました。とはいえ、では何なのか見当がつきませんでした。

その後、依存症の臨床で同様の患者たちと出会い、過去のトラウマ体験を臆せず聞いていくうちに気づいたのです。「女性の幻視は、おそらく幼少期から積み重なった心的外傷によるフラッシュバックだったのだ」と。暴力男から受けた虐待が、幼少期の被虐待体験までも呼び覚ます引き金になったのでしょう。

「女性が受けた虐待の記憶は夜と結びついていました。強いストレスを抱えた状態で闇に包まれると、心の奥底に閉じ込めた記憶の傷口が開き、恐ろしい光景の断片が鮮明に蘇ってくる。苦しい。苦しくてたまらない。恐怖の夜をなんとかやり過ごすため、女性は覚せい剤を使ったのです」

再使用によって自分すらも信じられなくなった女性は、それでも生きるために自分を変えようとして、警察に身をさらしたのではないでしょうか。しかし、留置場にはやはり恐怖と絶望しかなかったのです。

教科書が役立たない依存症治療

依存症の治療は、患者のこころと向き合わなければ一歩も前に進めません。一時しのぎの投薬で誤魔化すことはできません。たまたま身を置くことになった過酷な最前線で、松本さんは精神医学のとらえ方が一変したと言います。

「病院に次々とやってくる依存症の人たちは、教科書的ではない亜型ばかりです。先輩たちから学んできた精神医学は役に立たず、型にはまった発想を容赦なく破壊してくれました。それが不思議と痛快だったのです」

先人たちが作り上げた「教科書」への遠慮もあるのか、松本さんは「亜型」と表現しますが、筆者は依存症を招く「過大なストレス、心的外傷、孤立」の過程こそが精神疾患発症の核心であり、依存症こそが精神疾患の「典型」ではないかと感じています。松本さんのストーリーをこの本の最初に持ってきたのは、こうした意図からです。

筆者は現在、医療ジャーナリストの仕事だけでなく、文化活動や人権相談などを通して、精神疾患の人たちの話を毎日のように聞いています。精神疾患の代表格とされる統合失調症と診断された人の中にも、幼少期に虐待やいじめに苦しめられた人が数多くいます。筆者の周囲では、ほとんどと言っていいくらいです。彼らが抱える幻聴や抑うつなどの症状は、被害の積み重ねで生じたことが話をよく聞くとわかります。

彼らの多くは被害者なのです。孤立を防ぎ、心的外傷を軽くする関わりこそがまず必要なのに、薬物療法偏重の精神医療は表層的な症状ばかりを問題視して、患者のこころに踏み込みません。教科書的には、患者の幻聴話や妄想話に付き合ってはいけない、ともされてきました。それが間違いであることは、第3章で取り上げるオープンダイアローグ（開かれた対話）の成果が証明しています。

誰でも依存している

依存症は、患者以外の人でもその心理をイメージしやすい精神疾患です。仕事や対人関係で膨れ上がったストレスを緩和するため、一時的に依存したり没頭したりするモノや行為は誰にでもあるはずです。会社ではうかつに話せないような秘めた趣味を持つ人も多いのではないでしょうか。

筆者は小学生の頃から、「裏表のない人間になれ」と学校の先生が口にする度に「お前はどうなんだ」と白けた気分になるマセガキだったので、「裏表のある人間になる」(ダメな自分も受け入れる)ことに努めてきました。おかげで新聞社のような超パワハラ過重労働職場に長年いても、隙をみてはサボっていたので、メンタルヘルス不調に陥ることはありませんでした。出張を利用して日本100名城を3年で制覇したのも、サボりの成果です。

松本さんのストレス解消法もなかなかのものです。中学の時に片想いした女子との悲話を発端としたタバコは今も止められず(悲話の詳細は同書をお読みください)、ニコチン依存を自覚しています。松本さんを取材するため、筆者が予定時刻よりも早めに研究室に着くと、室内に誰もいないことが過去に何度かありました。質問にしっかり答えてもらうためにも大事な喫煙タイムですから、喜んで待ちました。

依存症の臨床に追われていた頃の松本さんは、ランチアのデルタやトヨタのセリカなど実在のラリーカーを選んでハンドルを握り、バケットシートに身を沈めてタイムを競うアーケードゲーム「セガラリーチャンピオンシップ」にハマりまくったそうです。同い年の筆者は若い頃、世界ラリー選手権で大活躍したスバルのインプレッサを操って、誰もいない深夜の農道を突っ走っていましたから、気持ちは凄く分かります。表の世界の艱難辛苦を乗り越えるために、バカみたいに無心になれる時間が必要なのです。

ただ、裏の世界が肥大化して表の世界までも浸食し始め、「苦しいのに止められない」状態に陥ると、依存症になります。何事もほどほどが肝心ですが、抱えるストレスやトラウマが大き過ぎると適度な息抜きでは治まらず、一線を越えてしまいます。こころの痛みを一時的に麻痺させるため薬物に頼る人もいれば、こころの痛みを身体の痛みで誤魔化すため、手首を切るなどの自傷行為に及ぶ人もいます。

「困った人」は「困っている人」

松本さんは、実に人間くさい依存症の臨床にはまっていきました。患者たちの歴史を探究したくて精神科医の道に進んだそうですから、水が合っていたのでしょう。処方薬、市販薬、覚せい剤、危険ドラッグ、アルコールなど、様々な薬物の依存症患者と診察室で向き合ってきました。これらの薬物の中で、その害が日本では特に軽視されているのが「アルコール」だと松本さんは言います。

アルコールには強い依存性があり、様々な事件・事故を誘発させるなど社会に最も悪影響を与えている薬物です。世界保健機関（ＷＨＯ）が２０１８年に発表した調査によると、世界で年間３００万人が、アルコールの有害飲用が原因で死亡しています。これは全死因の５・３％にあたります。アルコールの世界的な摂取量は今後、更に増加するとみられています。

しかし、これほど拡大したアルコール関連産業を今さら根絶やしにはできません。松本さんは「下手に取り締まると禁酒法時代（１９２０年代）のアメリカのように、反社会勢力が暗躍を始めます。とはいえ野放しにはできず、酒を扱える店や時間を厳しく制限する国は珍しくありません。ところが日本は規制が緩く、迷惑な酔っ払いにも寛容です。なぜアルコールにはこんなに甘いのか、理解に苦しむほどです」と語ります。

その一方で、この国では大麻や覚せい剤の所持などが見つかると、仕事も功績も、人権までも失いかねません。特に有名人の場合、公開リンチの生贄を求め続けるメディアが集中砲火を浴びせ、薬物によるダメージを超える甚大な損害を与えます。国民もそれを大衆娯楽のように楽しみ、「自業自得だ」とお構いなしです。なんとか復帰してもその努力は評価されず、いつまでもウジウジとバカにされ続けます。ある意味、薬物よりもはるかに恐ろしい社会現象です。

窮屈さが増す現代社会では特に、フラストレーションを溜めた人々の攻撃が枠をはみ出した人に向かいやすくなっています。「俺たちは律儀に法を守っているのにお前は破った」と勝ち誇りながら憤り、ネットの匿名投稿などで叩きまくることでガス抜きをして、メンタルバランスを保つ人もいます。「正義依存症」とも呼べそうな切羽詰まった心理は、違法薬物でメンタルバランスを保つ人たちの心理と、どこか似ています。根っこの部分では同じように病んでいるので、直視するのが嫌で叩くのかもしれません。

筆者は違法薬物の合法化論者ではありません。ですが、遵法至上主義がコロナ騒動では「マスク警察」や「自粛警察」などの滑稽な集団ヒステリーを生み、社会をますます生きづらくしているのですから、丁度よい塩梅の寛容さを取り戻すべきだと思うのです。では、我々は薬物依存症をどのように受け止めたらよいのでしょうか。松本さんは多数の患者とのやり取りを通して、次のように思うに至ったと言います。

「最も有害なアルコールが野放しになっていることからも分かるように、よい薬物、悪い薬物という分け方に科学的根拠はありません。ですが、薬物の悪い使い方をしている人は、ほぼ間違いなく他に困りごとを抱えています。『困った人』は『困っている人』なのです」

罰よりも孤立防ぐ人間関係を

「孤立の病」とも呼ばれる依存症のなりやすさには個人差があります。その差について松本さんは、「使用目的が『苦痛の緩和』の場合、依存症に陥りやすい」と指摘し、次のように語ります。

「覚せい剤を使うと、脳内のドパミンが急に増えて快感を得ます。ドパミンは、頑張ったことを沢山ほめられたり、期待以上の成果を得られたりした時に増えますが、こうした体験が少ない人は薬物による強制的ドパミン増の快感に溺れやすいと考えられています。しかし、慣れが生じるため快感を得られるのは最初だけで、次第にこころの痛みを誤魔化すための使用に変わっていきます」

薬物依存症患者の多くは、快楽追求ではなく、生きる苦痛の緩和のために薬物を使い続けるのです。ひとりきりで苦痛の激流に流され、救助を求めたいのに声を上げられず、それでも生きようとして必死にすがりついたモノが、巡りあわせで違法薬物だった人もいます。薬物依存は長期的にみれば健康を害する行為ですが、それは「生きのびるための不健康」だと松本さんは言います。それなのに日本では、薬物依存症への理解が深まらず、キャンペーンでの脅しや刑罰で対処してきました。その結果、患者たちは更に孤立を深め、再び薬物に手を出すリスクを高めるという本末転倒な状況が続いてきました。

医療用大麻が解禁へ

近年、医療用大麻を解禁する国が増えています。国連麻薬委員会が2020年暮れ、薬物分類の中の「特に危険で医療用途がない物質」から大麻を削除すると決めたことが追い風になりました。日本では難治性てんかんの治療を目的に、大麻草由来のカンナビジオールを有効成分とする医薬品の治験が始まっています。大麻取締法の改正案が2023年の臨時国会で成立したので、大麻草由来の医薬品の使用が遠からず可能になります。

ところがその一方で、取り締まり強化の動きもあります。法改正に使用罪の新設が盛り込まれたのです。若者を中心に広がる大麻使用に歯止めをかける狙いのようですが、薬物対策を刑罰でしか考えられない発想は古臭く、かえって有害です。

2023年夏、日本大学アメフト部の部員が大麻取締法違反などの疑いで逮捕され、テレビなどはこの部員の実名や顔写真までも晒《さら》しました。同時期に札幌で発生したススキノ頭部切断事件の容疑者と同格の扱いです。問題の多いこの大学の経営陣に厳しい目を向けるのは当然ですが、若気の至りで調子に乗ってしまった学生までも魔女狩りのように痛めつけるメディアには、大麻所持など比較にならないほどの狂気と罪深さを感じます。

松本さんは「警察官が大麻所持で逮捕されても顔写真など晒しません。ところがこの学生は、罪の重さをはるかに超えるデジタルタトゥーをマスメディアによって残されてしまった」と語ります。

生きづらい若者を刑罰で脅す国

日本の大麻取締法はGHQの意向でできたのですが、米国のバイデン大統領は2022年10月、「大麻の所持を理由に人々を刑務所に送ることで、あまりにも多くの人生を一変させてしまった」などとして、大麻の単純所持で連邦法の有罪判決を受けた人たちに恩赦を与えると発表しました。

大麻は精神依存が指摘されるものの、アルコールやニコチンよりも遥かに有害というわけではありません。法の網をかいくぐるため妙な加工を施した粗悪品こそが危険なので、ドイツは2024年、嗜好用大麻を合法化して流通の公的管理に乗り出そうとしています。「大麻はゲートウェイドラッグになる」との指摘もありますが、それならば酒や市販薬なども同時に規制強化しないと解決しません。

松本さんは「若い女性は市販薬がゲートウェイドラッグになっています。覚せい剤などと同様の成分を含むものもあり、微量なので認められていますが、多量に飲めば当然問題が生じます。市販薬の成分には、医者が使用を避けるような古いものも使われています。大麻の取り締まりで若い前科者を増やすよりも、やるべきことは他に沢山ある」と指摘します。

2023年春、千葉県松戸市のマンションから女子高校生2人が飛び降りて死亡しました。悩みを抱える2人は多量の市販薬をアルコールで服用したとみられ、自殺の瞬間を動画配信していました。

日本では10代から30代の死因のトップは自殺です（2022年人口動態統計）。新宿の一角など、生きづらい若者たちが集まる場所には空になった市販薬の包装シートが散乱しています。次は大麻を使うかもしれない彼らに刑罰をちらつかせることしかできない社会では、希望など抱けるはずがありません。

医療で負の連鎖を止めるプログラム

薬物依存症の人たちが、刑罰によってますます追い込まれていく負の連鎖にストップをかけようと、松本さんたちは医療を優先する治療プログラムの整備に取り組んできました。海外で成果を上げるハームリダクション（薬物を止めさせることよりも、使用による悪影響の緩和を優先する支援）にも通じる取り組みです。

ＳＭＡＲＰＰ（スマープ）と呼ばれるこのプログラムは、複数の患者と医療者によるグループで定期的に行う集団療法です。覚せい剤への渇望が高まった時の対処法などを、話し合いながら学びます。もし再使用しても、打ち明けられる関係づくりが重視され、告白しても即通報とはなりません。このような告白こそが孤立を脱する第一歩だからです。そして、欲求に負けてしまった背景をみんなで考えていきます。患者たちは、適度な距離を保ちながら繰り返される人と人との温かなつながりを体感するうちに、警戒心が薄らいで本音や悩みを打ち明けられるようになり、回復していきます。詳しくは、この章のコラムをご覧ください。

核心を突き過ぎた「白衣を着た売人」

松本さんは、依存症の原因となる様々な薬物の使用状況調査も複数年行いました。筆者が松本さんと出会ったのは、２０１０年調査の取材がきっかけです。この年の結果は衝撃的でした。薬物依存症の患者たちが使用する薬物の中で、医師が処方する抗不安薬・睡眠薬（ベンゾジアゼピン系薬）が、覚せい剤に次ぐ第2位（全体の17・7％）となったのです。この割合は10年前の約２・４倍になっていました。

ベンゾジアゼピン（以下、ベンゾと表記）系の薬は即効性があり、適切に使えば過度の不安や緊張を取るなどの効果を得られます。ただし、服薬期間が半年、1年と長引くと、規定量であっても処方薬依存に陥るリスクが高まるので、欧米では1970年代には注意喚起がされるようになりました。

日本でも、ベンゾの成分は麻薬及び向精神薬取締法の規制対象とされ、慎重な取り扱いが求められてきました。ところが、医療現場での処方の実態はザルでした。無責任な医師たちは、「ずっと飲んでも大丈夫」「昔の睡眠薬と違って依存性はない」などと平気でウソを言って漫然処方を続けたのです。メンタルクリニックの増加などで精神医療が身近になった2000年あたりから、処方薬依存が急増しました。精神科医の中には、患者を処方薬依存にさせることで通院を続けさせ、クリニック経営を安定させようと企む不届き者も現れました。

また漫然処方の結果、薬酔い状態となって自傷行為や自殺行為に走ったり、過量服薬に至って救急搬送されたりする人が続出しました。このような人たちは不適切な投薬の被害者なのに、もれなく「境界性人格障害（パーソナリティ障害）」とされました。減薬時に表れる身体不調などの離脱症状の苦しみを「元からあった症状が減薬で表れただけ」とされて、切り捨てられる患者も目立ちました。

筆者が読売新聞の紙面やインターネットサイトでこうした惨状を取り上げ始めた頃、松本さんはベンゾの漫然処方に憤り、警鐘を鳴らすため学会発表などで「精神科医は白衣を着た売人」という強烈な言葉を放ちました。被害者にとっては胸のすく言葉でしたが、業界内では激しい反発を招きました。松本さんは振り返ります。

「この言葉は強烈過ぎましたね。出身医局の先輩にも怒られて、同業者からは怒りの電話や手紙がかなりありました。当時は身の危険を感じて、駅のホームでは柱を背にして立っていたほどです」

命の危険を感じるほど大変な思いをしたわけですが、それはこのフレーズが核心を突き過ぎたためだと筆者は思います。無責任な処方で苦しむ患者たちと真剣に向き合ってきたからこそ、「他の医師を批判しない忖度が紳士のたしなみ」とされる医療業界に身を置きながらも、真実の一矢を放つことができたのでしょう。

松本さんたちの内からの実態報告と、報道による外からの追及の挟み撃ちが実り、厚生労働省はベンゾなど向精神薬の処方剤数に診療報酬上の制限をかけました。現在では、ベンゾを1年以上漫然処方したり、何種類も重ねて使ったりすると、処方料や処方箋料が減額される仕組みになっています。同じ効果の薬を使うのは最大2種類まで、基本的には1種類だけ使え、という当たり前のお達しがやっと出たのです。

この処方剤数制限は、精神科専門医であれば簡単なeラーニングの受講で外せるもの、根拠のない多剤大量処方には明らかにブレーキがかかりました。また2018年度の診療報酬改定では、医師が薬剤師らと連携して向精神薬の減薬に取り組む場合の評価が新設され、2022年には厚労省がベンゾの処方薬依存を「重篤副作用」と位置づけた対応マニュアルを作成しました。

なぜ薬物療法偏重なのか

ただし、精神科の薬物療法偏重が変わったわけではありません。近年は、ベンゾの代わりに鎮静作用の強い抗精神病薬などを睡眠薬として使う処方が目立つようになり、新たな問題が生じています。ではなぜ、日本の精神科は他国以上に薬物療法偏重なのでしょうか。松本さんはこう指摘します。

「それは薬が最も低コストで、時間をかけずに診察を終えられるからです」

精神科医は薬をたくさん出すことで儲けている、と批判する人は多いのですが、診療報酬制度は、薬を出せば出すほど儲かるような甘い仕組みにはなっていません。ベンゾを大量処方しても医療機関が得るのは基本的には少額の処方箋料などだけなので、量は関係ありません。

薬物療法偏重の理由を端的に言えば、「薬に頼るしか芸がない精神科医が多いから」です。そうなる背景を考えてみましょう。精神科医たちはひとりひとりの診察に時間をかけたくないので、面接を早く打ち切るためのキメ台詞として「では薬を出しておきます」を多用します。超短時間診察でも、医者らしいことをしたように見せかけるのです。

ではなぜ、精神科医は診察の回転率アップに心血を注ぐのでしょうか。それは、国が精神科に薄利多売を押しつけてきたからです。松本さんは次のように説明します。

「精神科クリニックが外来患者ひとりひとりの面接に長い時間をかけると、多くを回復させても経営が厳しくなります。診療報酬上もっとも効率が良い5分で診察を回して、数を稼がないと利益が出ないのです。こんなことを続けていると精神科医の面接力は上がらないので、ますます薬一辺倒になります」。こうした外来を松本さんは「夜眠れてるか？飯食べてるか？　歯磨いたか？　じゃ、また来週」で終わる「ドリフ外来」と揶揄したこともあります。

ドリフ外来を平気で続けて患者を薬漬けの医原病に陥らせたのに、「症状悪化」という万能の屁理屈で逃げる精神科医を許すことはできません。しかし、精神科診療の質の低さは、あまりにもドケチな国のせいでもあるのです。

精神疾患による国内の社会的損失は莫大です。調査によって推計額に幅がありますが、自殺とうつ病で年間2兆7000億円、精神疾患全体（医療費や労働損失等）で11兆3756億円などの報告があります。精神医療にもっと金を費やしても元は取れるのに、なぜケチるのでしょうか。精神科病院を通常の医療機関としてではなく、〝犯罪者予備軍〟や〝目障りな人々〟の収容所として民間に乱造させ、低人件費で「安かろう、悪かろう」経営を続けさせてきた国ですから、精神医療の治療効果など端から信じていないのかもしれません。

それでも松本さんたちは、治療に時間を要する依存症患者たちと向き合い、同じ人間として対話を続けることで成果を上げてきました。壮絶な過去を抱え、ヒトにすがりたいのにすがれず、孤立に喘ぎ、良からぬものにすがってしまった患者たち。彼らには処方薬も刑罰も効きません。特効薬はヒトであり、ヒトとのつながりなのです。松本さんの実践は、精神医療で最も大事なものは何か、を教えてくれます。

COLUMN

「ようこそ外来」とハームリダクション

やめさせようとしないとやめる患者が増える

違法薬物の依存症患者に断薬を強制せず、使用によって生じる身体的・社会的な悪影響を減らす支援を行う欧州発の取り組みが、ハームリダクションです。埼玉県立精神医療センター副病院長の成瀬暢也さんは、この考えを生かした「やめさせようとしない依存症治療」で大きな成果を上げています。

海外のハームリダクションプログラムでは、薬物の回し打ちによる感染症のまん延を防ぐため、使用済み注射器を新しい注射器に交換してあげたり、経口摂取が可能な別の違法薬物への変更を手助けしたりする対策も実施されています。このため日本では、「違法薬物の使用に手を貸すとんでもない愚策だ」との批判が根強くあります。しかし、ハームリダクションの有効性は科学的に実証されており、注射器交換プログラムを導入する国は2016年時点で90ヵ国に達しています（日本は未導入）。

では、日本が続けてきた厳罰主義の効果はあったのでしょうか。覚せい剤などの薬物依存症（使用障害）の治療現場では、「絶対にやめさせようとする治療」が強固に行われてきました。「法の番人」と化した医療者が、「大バカ者」な患者を説教して、「再使用したら通報する」などの脅し文句で改心を迫ります。その結果、覚せい剤依存症患者の外来継続率（初診から3ヵ月間）は、専門医療機関でも30％台に留まり、大半が通院をやめるので成果を上げられませんでした。

ところが、成瀬さんの依存症専門「ようこそ外来」（ハームリダクション外来）では、覚せ

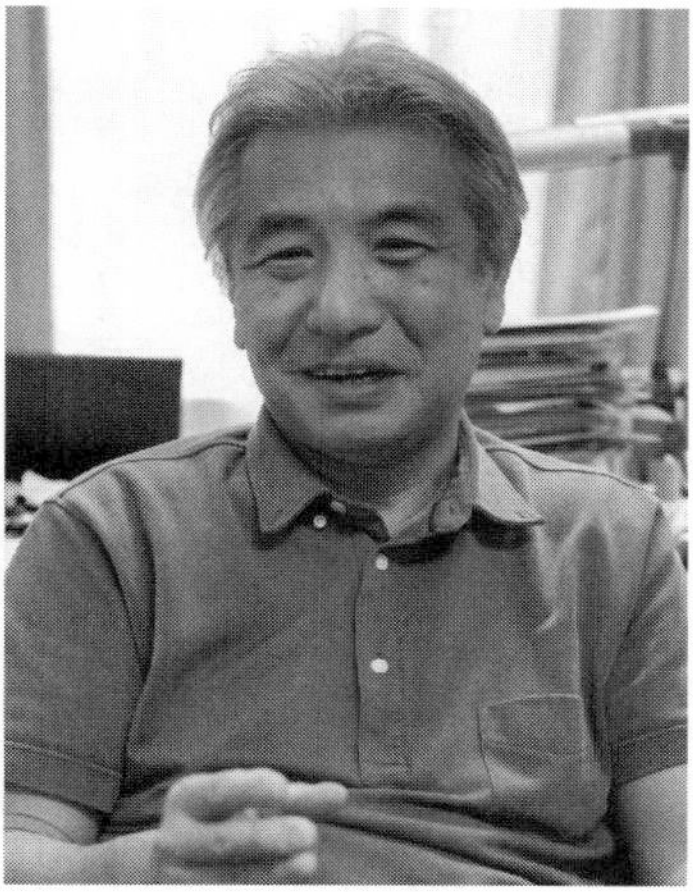

成瀬暢也《なるせのぶや》 さん

Nobuya Naruse

埼玉県立精神医療センター副病院長／埼玉医科大学病院臨床中毒科客員教授。1986年、順天堂大学医学部卒。同大学精神神経科に入局し、1990年の開設と同時に同センターへ。同センター依存症病棟での勤務を経て、2008年より副病院長。著書は『厄介で関わりたくない精神科患者とどうかかわるか』（中外医学社）など。

い剤依存症患者の外来継続率（同期間）は80％以上と突出して高くなっています。「無理にやめさせようとしない」ことで通院が続き、結果的にやめられるケースが目立っているのです。ようこそ外来への通院を1年以上続けた薬物依存症患者（危険ドラッグや向精神薬などを含む）の断薬率は69％（使用が著しく減った顕著な改善を含めると81％）、3年以上続けた患者の断薬率は72％（同90％）と、再使用が当たり前のこの分野では奇跡のような数字です。成瀬さんはこう語ります。

「薬物依存症の患者さんの多くは、アルコール依存症などと同様に、辛くてたまらない人生をなんとか生き抜くため薬に依存しています。このような人たちに正義を振りかざすと、更に追い込まれて再使用に走ります。必要なのは、苦しいこと、辛いこと、困っていることに医療者が向き合う姿勢です。信頼関係を築き、途切れない支援を続けることが大事です。医療者との関係づくりをきっかけに、院内の集団療法やダルクなどの自助グループにも参加して人間関係の中で癒される体験を重ねると、薬物にすがらなくても生きていけるようになります」

田舎町の裕福な家庭で育った成瀬さんも、生きることに悩んだ時期があります。バックパックを背負い、インド、ネパール、タイなどを何度も巡った大学時代。その道中で出会った人々との温かな交流が、成瀬さんを変えました。

「日々の暮らしも大変な人たちが、見知らぬ日本人を何日も泊めてくれて、別れ際に涙を流してくれる。心の底から感動することばかりでした。帰りの飛行機の中でも幸せな気持ちがずっと続いて、このまま墜落しても本望だと思ったほどです」

人は人とのつながりの中で癒され、力をもらい、生きていける。精神科医になった成瀬さんは、若い頃に異国の地でもらったつながりのパワーを、診察室でおすそ分けしているのです。

依存症患者と向き合い続ける日々の中で、成瀬さんは「依存している物質や男女を問わず、患者さんには共通点が多い」ことに気付きました。それが次の6つです。

①自己評価が低く自信を持てない
②人を信用できない
③本音を言えない
④孤独で寂しい
⑤見捨てられる不安が強い
⑥自分を大切にできない

ようこそ外来の初診では、必ず1時間かけて患者の話を詳しく聞きます。その途中で、成瀬さんがこの6つを声に出して読み上げると、患者のほぼ全員が「全部あてはまります」と驚き、女性患者は「どうしてわかるんですか」と泣き出す人が多いそうです。患者たちの成育歴には、虐待、いじめ、絶え間ない親の喧嘩、ネグレクト、などの逆境体験が高頻度で刻み込まれています。その結果、安心感や幸福感を得にくい不安定な心理状態が続き、何かにすがらなくてはいられなくなったのです。

こうした心理状態の女性は薬物のみならず、DV常習犯のようなダメ男にも引っかかりやすくなります。成瀬さんはその理由を次のようにみています。

「自己評価がとても低いので、きちんとした男性といると落ち着かないのです。自分のダメな部分を見透かされると思うのでしょう。そしてダメ男に引き寄せられ、お世話をして優しい言葉を時々かけてもらい、小さな自己肯定感を得ます。しかし、男の暴力や暴言がエスカレートすると、非常に苦しくなっていきます。それでも別れられずにお世話を続けてしまうのは、アディクション（依存症）そのものです。一方のダメ男の背景にも、大抵は逆境体験があります」

このようなカップルは、双方が「お世話したい、されたい依存症」なのかもしれません。

成瀬さんの外来では、患者が覚せい剤や大麻を再使用しても、責めたり通報したりはしません。そんなことよりも、正直に明かせる関係づくりを重視しています。医師には守秘義務があり、患者の回復のために正当に行使しているのですから、責められるいわれはありません。成瀬さんに信頼を寄せ、定期通院が支えになっている患者にとっては、逮捕と収監による通院中断こそが最大の悪化要因になります。成瀬さんは患者に「警察に見つからないようにね」と声をかけたりもします。

同センターでは、松本俊彦さんたちが作ったSMARPP（せりがや覚せい剤依存再発防止プログラム）をベースにした薬物依存症の集団療法プログラム「LIFE」（計36回）を開発し、定期的に行っています。複数の患者が同センタースタッフと共に、薬物依存症の基礎知識、再発の引き金と対処法、自分の考え方を変えるコツ（認知行動療法の基礎）、などを学んでいきます。ここでもハームリダクションが重視され、参加した患者が再使用を明かすと、他の患者たちから「おめでとう」の声が上がることもあります。再使用を素直に明かせるようになったことを祝っているのです。それが信頼関係の第一歩だからです。

コンプライアンス至上主義者がこんなやり取りを聞くと、「ふざけるな！　刑務所に入って出直せ！」と怒り出しそうですが、先にも書いたように、治療を中断させてまで刑務所に叩き込むメリットはありません。こうしたエビデンスを受けて2016年、違法薬物事犯などを対象とした刑の一部執行猶予制度が導入されました。刑期の一部を執行猶予期間として出所を早め、医療につなげるのです。受け皿となる専門医療機関が足りないなどの問題はありますが、日本の薬物依存症治療は、成瀬さんや松本さんたちの努力で少しずつ変わり始めています。

最後に、依存性薬物に関する今後の懸念材料を記しておきます。

米国では、依存性が強いオピオイド（麻薬性鎮痛剤）の安易な処方や密輸、密売が深刻化し、2022年には合成オピオイド・フェンタニルなどの過剰摂取で11万人が死亡したと伝えられています。日本では米国のようなオピオイドクライシスは起こっていませんが、フェンタニルなどはがん疼痛緩和のための鎮痛剤として既に使われています。強烈な痛みを伴う進行がんの患者には有益な薬ですが、ペインクリニックでの慢性疼痛患者への処方も可能なので、クライシスへの警戒は常に必要です。

深刻な依存症を引き起こす幻覚剤系の医薬品開発も進んでおり、こちらも要注意です。効果の高い向精神薬開発に行き詰まった海外の研究者や大手製薬企業が、MDMA（俗称エクスタシー）、シロシビン（マジックマッシュルームの成分）、DMT（ジメチルトリプタミン）、LSD（リゼルグ酸ジエチルアミド）といった幻覚剤をベースにしたサイケデリックス薬に活路を見出そうとしています。重いうつ病、PTSD、不安症などへの効果が期待されていますが、科学的な診断法すらない現行の精神医療が、こうした善悪紙一重の薬を適切に扱えるのか、甚だ疑わしいのです。

日本では、医師が覚せい剤依存の患者に対して、覚せい剤の代用としてＡＤＨＤ治療薬コンサータ（メチルフェニデート）を処方する例がみられるようになりました。成瀬さんもそのひとりで、「ＡＤＨＤと診断できる覚せい剤依存の人には、コンサータを処方することがあります。すると、仕事に就けるなどの劇的効果が表れやすいからです」と語ります。

これもハームリダクションの一種と言えます。とはいえ、ＡＤＨＤ以外の人がこの薬を使うと覚せい剤と同様の依存症が生じる恐れがあるので、成育歴まで詳細に調べた上でのＡＤＨＤ診断が欠かせません。成瀬さんは「コンサータの流通は厳しく管理されていますが、個々の医師の裁量権には容易に踏み込めません。過剰な処方が疑われる医療機関が既にあり、心配しています」と語ります。日本でもやっと動き出したハームリダクションの試みが、悪徳医療機関のために潰されることがあってはなりません。

第2章　発達障害「精神疾患の見方が根底から変わる」

Tsuyoshi Harada

原田剛志《はらだつよし》さん

パークサイドこころの発達クリニック院長。福岡大学医学部卒。1997年、同大学精神神経科に入局し、伊敷病院（鹿児島市）などの勤務を経て、2011年、子どもの発達障害を専門に診るクリニックを福岡市内に開設。以後、強い要望を受けて成人の発達障害にも対応。著書は『日常診療における成人発達障害の支援』（共同執筆、星和書店）など。

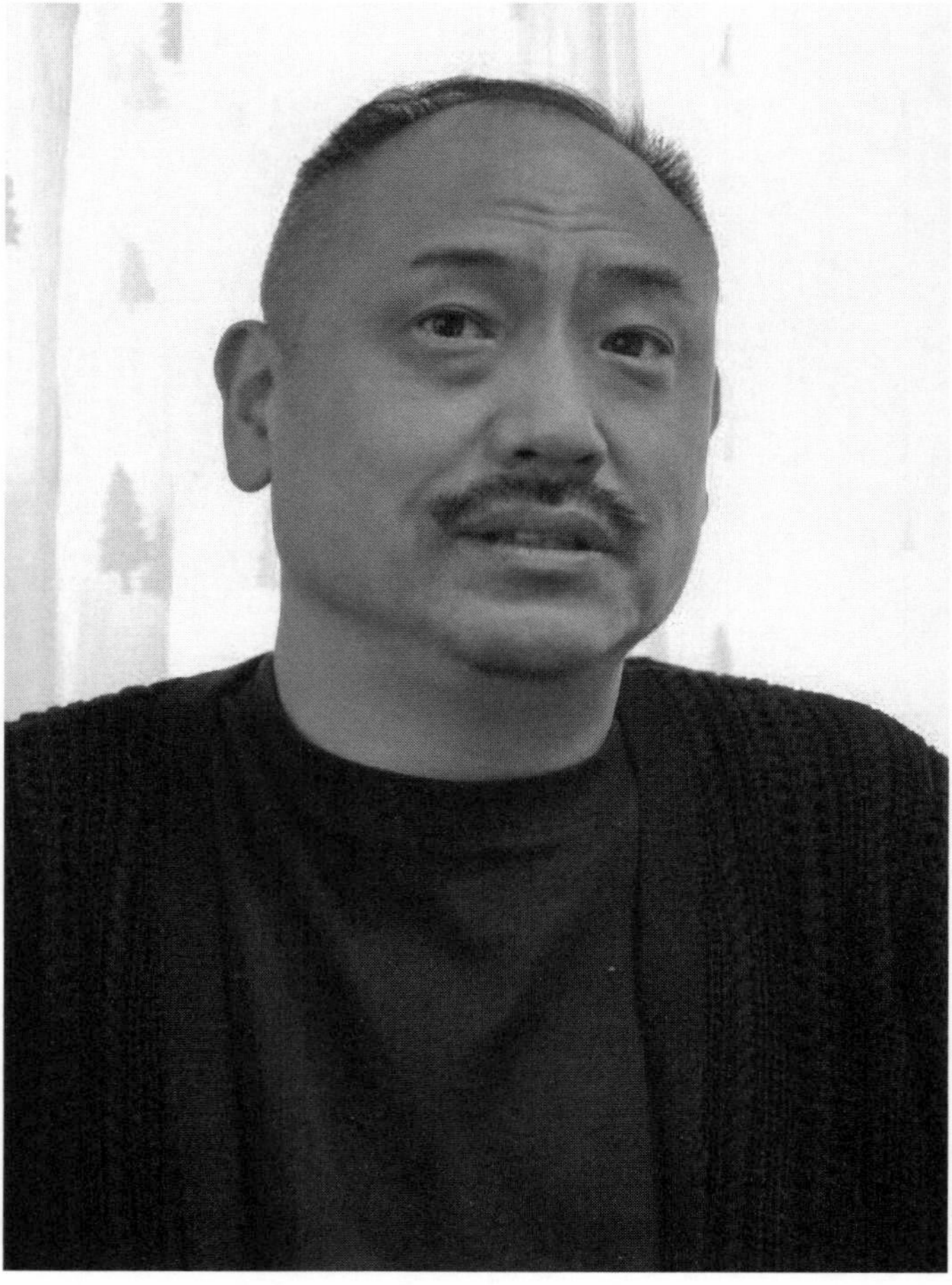

福岡市民の憩いの場となっている大濠公園の近くで、パークサイドこころの発達クリニックを開いている原田剛志さんは、発達障害を中心に診る精神科医です。児童精神科医として子どもたちに対応し、産業医として大人の発達障害もサポートしています。

発達障害は生まれつきの特性と考えられており、不注意・多動・衝動性を特徴とするADHD（注意欠如・多動症）と、相手の考えを言葉や表情のニュアンスから読み取るのが苦手で、特定のことへの強い興味・関心、こだわりの強さなどが特徴の自閉スペクトラム症（ASD）がよく知られています。

これらは近年、患者数が不自然なほど急増し、過剰診断を指摘する精神科医も少なくありません。原田さんはさらに、「自閉スペクトラム症の特性を薄く持つ人（診断閾値《いきち》下、俗にいうグレーゾーンの人）が強いストレスを受けた時に表れる症状を、統合失調症やうつ病などと安易に診断して誤った治療を続ける医者があまりにも多い」と、発達特性の見落としの多さにも憤りを感じています。こうした過剰と過少を防ぐために、原田さんは医師を対象とした講演活動に力を注いでいます。

筆者は2022年の夏に原田さんと初めて会いましたが、評判はもっと前から聞いていました。原田さんのクリニックに通う人たちを取材したことがあったからです。福岡市南区で、餃子専門店「黒兵衛」を四半世紀営む女性社長・富澤泉さんもそのひとりです。

診断で生きづらさの原因が初めて分かった富澤さん

「東京店が八王子に開店しました。ご来店を心よりお待ちしております」

2023年初め、富澤さんからうれしいメールが届きました。念願の東京進出が実現したのです。2016年の取材時に「東京でもお店を開きたい」と語っていたので、知らせを心待ちにしていました。

富澤さんには、典型的なADHDの特性があります。自閉スペクトラム症の混在による強いこだわりや感覚過敏もあります。この2つの発達障害を合併する人は少なくありません。富澤さんは、こうした特性で苦労を重ねましたが、45歳まで自分が発達障害であることに気付きませんでした。重いうつ状態に陥って原田さんのクリニックを受診したことで、「生きづらさの原因が初めて分かった」と言います。

子どもの頃は聴覚過敏が強く、騒々しい学校にいるのが苦痛でたまりませんでした。帰宅時には疲労困憊《こんぱい》して、すぐに押し入れに閉じこもる毎日。大人たちはその苦しさに気付かず、「もっと友達と遊びなさい」「このままだと立派な大人になれないよ」などと酷な言葉を浴びせました。これで自己肯定感を削がれていたら、今の富澤さんはなかったかもしれません。しかし、多動の長所である「旺盛な好奇心」や「チャレンジ精神」が救ってくれました。

短大を卒業し、自閉症の子どもたちを支援する施設で働き始めました。障害のある人たちの生きづらさを他人事とは思えず、支援の現場に足を踏み入れたのです。発達障害の支援では、「特性を生かす」という言葉が強調されます。大事なことですが、特性を障害にさせている窮屈な社会の有り様は簡単には変わりません。富澤さんは支援の最前線で、無知からくるステレオタイプな決めつけに何度も直面しました。

「自閉症の子どもたちの就職先を見つけたかったのです。いろいろな会社に飛び込み訪問をしました。その度に浴びせられたのが、『障害者が働けるはずがない』という言葉です。何度も何度も、刃のように胸に突き刺さりました」

それでも、やると決めたらとことんやる。「こだわりの強さ」は武器にもなります。「ならば私が、障害があっても社会で立派に働けることを実証してやる」。20代で結婚して主婦になった時期もありましたが、離婚後、以前から自覚していた鋭敏な味覚を武器に、「飲食業界で勝負しよう」と決めました。

長所を生かした餃子店で障害者雇用

福岡市内の餃子店の再建に関わって商売を学び、1998年3月、33歳の時に持ち帰り販売が中心の黒兵衛を開業。餃子に使う肉や野菜の品質へのこだわりは人一倍で、納入業者が勝手に産地を変えても鋭い味覚で見逃さず、すぐに指摘して品質維持に努めました。障害のある人の雇用にも当初から力を入れ、精神疾患の人を常に3～4人雇い続けてきました。

店を始めて間もない頃は、期間限定で出店した福岡・天神の百貨店で、社員から「障害者が作っているなんて知られたらうちの看板に傷がつく。お客様には絶対に言ってはダメだ」と念を押されたそうです。こうした障害者へイト社会を、富澤さんのような、逃げない、屈しない、諦めない、人たちの活動が少しずつ変えていきました。

黒兵衛で働いて約20年になる堀光輝さんは、重い自閉症のため言葉をうまく話せませんが、並外れて几帳面な特性が仕事に生きています。タレの調合量やパック詰めの餃子の数などを絶対に間違えないのです。近くに来ても挨拶しない堀さんに戸惑う客もいますが、別のスタッフが事情を説明すると理解して、常連になってくれる人もいます。

「自閉症などの重い障害があると、親も世間の目を恐れたり、過度に心配したりして、外に出すのをためらいがちです。ですが、人は人と交わらなければ成長できません。自閉症の人も働けます。働くうちに理解力なども高まっていきます。堀さんが実証してくれました。最初は可能なことから始めて、自信をつけると出来ることが増えていきます。例え失敗しても乗り越えられるようになり、ますます自信を深めて元気になります。お客さんとも親しくなり、地域の理解が深まっていきます」

黒兵衛では当初から、福祉就労の場を提供するのではなく、普通の民間企業として障害者を継続雇用して、その力を真の戦力として生かしてきました。ヨーロッパなどでは、そうした社会的企業（ソーシャルファーム）を支援する動きが活発化し、日本でも東京都が先陣を切って設立支援に乗り出しました。富澤さんは「東京の店はまだ私だけで切り盛りしていますが、近いうちに精神疾患の人たちを雇用して、障害に応じたサポートを提供しながら働いてもらうソーシャルファームに変えたい」と語ります。

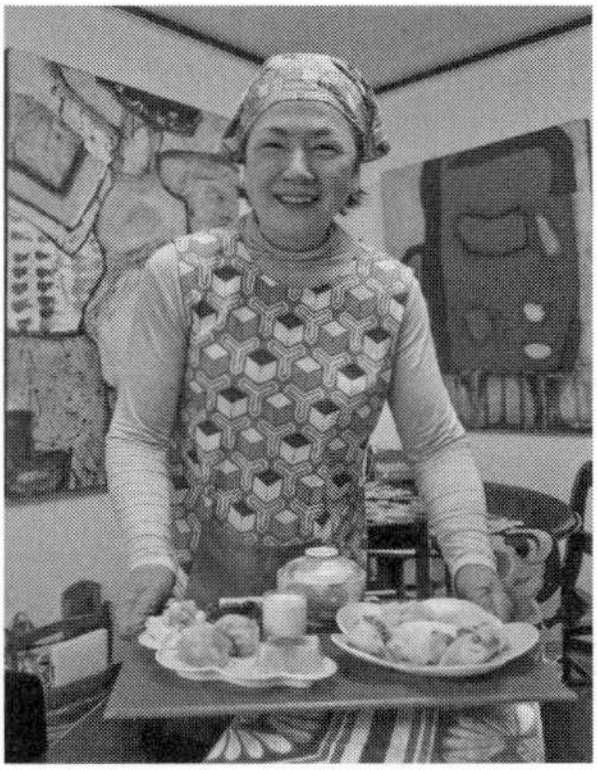
ADHDや感覚過敏の特性を活かして、餃子専門店「黒兵衛」を創業した富澤泉さん

発達障害の特性に苦しむ日々も

自分の特性を、人生を切り開く活力に転換できた富澤さんですが、自閉スペクトラム症の「こだわりの強さ」や「過敏性」は諸刃の剣でもあり、こころのエネルギーを大量に消費します。「あれこれ迷わず行動できる」というＡＤＨＤの特性の裏には、

「計画性を持てない」という特性が張り付いています。そのため金銭管理が苦手で、「もの忘れの多さ」も経営の足を引っ張ります。富澤さんはたびたび疲弊し、うつ状態に陥ることが何度もありました。中でも、最も酷かったのが45歳の時です。当時は2度目の結婚をしていて、仕事と家庭を両立できず、周囲から非難を浴びる毎日だったと振り返ります。

「計画的にやれなかったものですから、頼まれると断れずにどんどん仕事を抱えてしまう。その全てを必ずやり遂げなければいけないと思い込んで働き過ぎて、どうにもならない状況に追い込まれていきました」

うつ状態は悪化の一途をたどりました。

「何もやる気が起きなくなり、動けず、生きているのか死んでいるのかわからないような感じでした。ただぼんやりとテレビを眺めていたある日、大人の発達障害の番組をたまたま見て、『私のことだ』と感じて精神科を受診しました。しかし、『発達障害は専門外』と言われて相手にされず、5ヵ所目でやっと出会えたのが原田先生です」。

「『通知表などは残っていますか』と聞かれたので、母が残してくれた当時の資料をたくさん持参しました。担任の先生のコメント欄を見ると、『落ち着きがない』『集中力がない』などの言葉ばかり。これでは親も心配するはずです。心理検査の結果なども原田先生がトータルでみて、ＡＤＨＤに自閉スペクトラム症の特性が合わさった発達障害と診断されました。うつ状態は発達障害の2次障害とのことで、抗うつ薬はあまり使わず、ADHDの治療を受けて劇的に回復できました」

富澤さんは、診断を受けるまでに2度結婚しました。いずれも、発達障害のマイナス面が私生活でも足を引っ張って、長続きしませんでした。「普通は当たり前にできることが、私にはできないのです」。例えば、洗濯はこんな感じです。

「洗ったことを忘れて洗濯機に入れっぱなしにしたり、干すことはできても取り込む意識がとんでしまったりしました。だから雨が降ってもそのままで、いざ着ようとしたら見当たらない。それで外に干したことを思い出す。外の物干しがクローゼットで、そこから取って着ているような感じでした。ワイシャツもきちんと洗えないので、夫が呆れかえっていました」

それでも家族の懐が深ければ、このくらいはご愛敬で済みそうですが、最初の結婚時には家計の管理を任されたことが裏目に出て、大変なことになりました。

「サラリーマンの夫の給料が銀行口座に入ったら、私がすぐに使ってしまうのです。手取りの40万円が入った日、街で大好きな色のセーターを見つけて、20万円もするのに『40万あるから足りる』と思って買ったこともありました。セーターが特に欲しいわけではないのに、色に刺激されて衝動的に手を出したのです。こんな事の繰り返しで、次の給料日までお金が持ちませんから、私は皿洗いなどの単純作業のパートを2つも3つも掛け持ちして、朝から晩まで死に物狂いで働きました。毎日が自転車操業です。それでも反省できず、衝動買いが止まりませんでした。結局、夫に強く非難されて離婚に至ったわけです」

なぜこんなことをしてしまうのか。原田さんと出会い、答えがやっと見つかりました。多動性や衝動性を減らすADHD治療薬を服用して1週間ほど経つと、「様々な刺激や情報があふれてゴチャゴチャになっていた頭の中が、スッキリ整理された感じになりました。衝動的な行動が減って、計画性を少し持てるようになり、金銭管理もできるようになりました」。それまでは電気代などの支払日をメモしても、そのノートの記憶が別の情報や刺激の山に埋もれてしまい、延滞を繰り返したのに、服薬後は支払日を忘れなくなったそうです。

原田さんの親身なアドバイスに救われる

富澤さんは現在、インチュニブ錠を服用していますが、回復に役立ったのは薬だけではありません。行動の障害であるADHDの治療では、環境改善が何よりも大事になります。日常生活や仕事に関する原田さんの親身なアドバイスは、目覚ましい効果がありました。

「原田先生からみると、私は人嫌い病なのだそうです。確かに深い付き合いが苦手です。夫婦や親友のような関係になるとさりげない気遣いを求められますが、私には無理だと分かったので、そういう関係になるのが怖いのです。原田先生は、『人と接する機会をできるだけ減らす。狭い部屋に時々閉じこもって過敏な脳を休ませる。そのような対策をすれば、人嫌い病でも商売を続けられる』と励ましてくれました。店には私の代弁者を置いて、その人から従業員に伝達する方法も教えてくれました。通常は代弁者とだけ話せばいいので、だいぶ楽になりました」

「他にも様々なアドバイスを頂いています。複数の人から一度に話を聞くと混乱するので、打ち合わせの参加者は私以外に3人までにして、基本的には1対1で話す。通常のやり取りは書面やメールで終わらせる。こうすると刺激が減って能率が上がる。無性に買い物をしたくなったら100円ショップに行く。店に色々なものを売りに来る営業マンに対しては、話を聞く場合は『1時間1000円』とか、『必ず餃子を購入』などと要求して撃退する。そんなことまで教えてくれます」

「東京に店を出し、ソーシャルファームを目指す計画を相談した時にも、『そういうことは先駆けの時にやった方が絶対にいい』と背中を押してくれました。主治医が私の一番の理解者であることは、本当に幸せなことです。そのおかげで重いうつ状態から回復でき、アイデアや行動力という私の長所を商売に生かせています」

富澤さんは自分の目指す道を着実に歩めていますが、重いうつ状態だった時、もし原田さんと出会えず、別のクリニックで「うつ病」と診断されて抗うつ薬の漫然処方を受けていたら、今頃はどうなっていたのでしょうか。うつ状態が治らず、薬がどんどん増えて副作用が強まり、統合失調症、双極性障害、パーソナリティ障害などと診断名がころころ変わって、医原病の奈落に突き落とされていたかもしれません。そのような犠牲者は山ほどいて、著しい社会的損失が生み出されています。

手首を切ったら境界性人格障害？

それでは、原田さんに登場してもらいましょう。見た目はイカツイですが、富澤さんの話から察するに情が厚く、悩みを抱える患者たちに全力でぶつかる昭和の熱血漢、といったところでしょうか。あふれるパワーを生かせる職業はたくさんありそうなのに、なぜ精神科医になったのか。そこから質問を始めました。

「子どもの頃の俺は空気を読むのが苦手で、『王様は裸だ』とすぐに言ってしまうタイプでした。だからよく思われなくて浮いてしまって、それでいろいろと悪さもして、『なんでこんなふうになるんだ』という思いがずっとあったんです。高校生の時には、彼女が手首をすぐに切るような状態で、支えているつもりなのに治らない。愛を注いでいるつもりなのに良くならない。これは何なのか。どうすれば良くなるのか。そういう経験が関係したのでしょうね」

原田さんは、1997年に福岡大学医学部を卒業。同大学病院精神神経科に入局して精神分析などを学びました。この頃、各地の精神科病棟には「境界性人格障害」と診断された女性たちが多く入院していました。いわゆるボーダーラインと呼ばれた人たちです。手首をよく切る女性たちが、軒並みボーダーラインと診断されていた時代です。背景に何があるのかを見ずに、主に症状の数で病名を決める米国発の診断基準（ＤＳＭ）が、日本でも20世紀末から活用されるようになり、杓子定規な診断が増えていきました。安易な病名づけは現在も続いていますが、この当時はボーダーラインがブームだったのです。

誤診の山に気付き神田橋さんのもとへ

「どうもおかしい。女性たちの中にはベンゾジアゼピン系の薬を服用している人が多くいる。薬の影響で衝動性が増しただけではないのか」。原田さんは疑問を感じるようになりました。

「境界性人格障害は、もともと精神病と神経症の間という意味の障害です。被害的になりやすく、混乱してコントロールが効かなくなるタイプを指していました。それがいつの間にか、手首を切ったらみんなボーダーラインにされるようになった。ちょうどベンゾ系やデパスなどの薬を、名の知られた精神科医までもが『安全だ』と言い切って勧めていた時期です。『副作用のない薬なんてあるかい』と俺は思っていました」

「その頃、カリスマ精神科医の神田橋條治さんが火付け役となって起こったのが、躁病の再発見という流れです。躁になりやすい人たちにベンゾを処方すると脱抑制《だつよくせい》(酒に酔ったように抑制が効かなくなる状態)が起こる。それで興奮したり、我慢が効かなくなったりして、おかしな人に見えてしまう。ボーダーラインは医原性なんだよ、という考え方です。『これだ!』と思いました」

そして原田さんは、精神科は誤診の山だと気付き、2002年、神田橋さんがいる鹿児島市の伊敷病院で働き始めました。そこで神田橋さんの助言を得て、誤診がテーマの論文を書こうとしたのですが、結局は断念しました。

「当時は若造だったので、先輩方の誤診を指摘するのはリスクが高過ぎたのです。あの頃に俺が論文を出していたら、この業界から干されていた。20年、30年経ってから名誉回復しても、その間は冷や飯を食うことになる。どこの世界でもそうですが、正しいことを言うのは一番難しいですよね。周到な準備と根回しが必要で、すごく手間がかかる」

発達障害の視点から診断・治療を見直す

原田さんはそれでも、精神分析などの知識を生かして、患者たちの精神症状の背景に目を向け続けました。やがて神田橋さんらと共に、発達障害の2次障害として、うつ病のようなうつ状態や、統合失調症の幻聴・妄想に似た症状が表れることに気付いていきます。

筆者は2008年暮れの読売新聞朝刊で、「幻聴や妄想に似た症状は発達障害などが背景にある人でも強いストレスを受けると表れることがあり、統合失調症は誤診だらけではないか」と指摘する記事（医療ルネサンス「これ、統合失調症?」）を連載しました。これが大反響となり、2013年に出した『精神医療ダークサイド』（講談社現代新書）にも一部記事を加筆して収録しました。この視点の先鞭をつけたのが、神田橋さんや原田さんだったのです。

「典型的な自閉症の人は、他人に興味がなく自分の世界に没頭するので分かりやすく、誤診の被害は受けにくいと思います。一方、自閉スペクトラム症の診断基準を満たすか、満たさないか、というあたりの『薄い自閉』（原田さんの造語）の人たちは、コミュニケーションの問題がそれほど目立たず、周囲が受容的だとうまくやれます。しかし、ASD的な認知のズレがあるので思い込みや勘違いをしやすく、それでミスやトラブルが続いてストレスを募らせていきます。また、『薄い自閉』の人の中には過剰適応を起こす人もいます。不安感の強さから強迫的に頑張ってしまい、体力の限界が来て破綻します。そして精神症状が表れると、発達障害の知識が十分でない医者は誤診して、合わない投薬を始めるのです」

原田さんは、安易な診断を繰り返す精神医療の現状を憂えています。

「表面的な症状だけで病名を付けて薬を出していたら、治るものも治りませんよ。体の病気に例えると、ウンチの色や形だけで病名を付けて治療するみたいなものだから。精神科では、どんなタイプの人が、どんな状況の時、何をきっかけに、どういう不適応を起こしたのか、などを聞かないと正しい診断はムリです。もともとの体質がすごく大事だし、生活環境も大事です。因果関係を把握しないで治療なんかできるわけがない」

「そもそも患者や家族が、『幻聴が聞こえる』と言うのを鵜呑みにして、『幻聴があるから統合失調症』と診断する医者って、バカでしょ。何のための専門性ですか。統合失調症の幻聴ならば、患者は本当に声が聞こえていると信じているので、幻聴だなんて言いませんよ。だから本人が、『幻聴があります』と言ってきて、統合失調症だったってことはほとんどない。大抵は聴覚性フラッシュバックです」

統合失調症と誤診される理由

まさに、誤診多発問題の核心にふれる重要な指摘です。では、統合失調症の幻聴と聴覚性フラッシュバックの中身はどう違うのでしょうか。

「聴覚性フラッシュバックは発達障害の人に起こりやすく、『小学校の時の恐ろしい体育教師が言っていた』とか、声の主を特定できます。特定できたら絶対に幻聴ではない。『特定できない誰かが言っている』というのが幻聴ですから。『CIAが恐ろしい言葉を送ってくる。なぜなら、そういう技術はCIAにしかないと思うから』というような、感知しているわけの分からない現象を後付けの知識で補うのが幻聴です」

「妄想にも違いがあります。統合失調症の人は、『宇宙人に体をのっとられて操られている』みたいな、イマジネーションが広がり過ぎて周囲には了解不能な被害妄想が特徴的です。ところが自閉スペクトラム症の人は、目の前のことに捕らわれやすく、被害的な訴えも、『課長は絶対に俺のことを嫌っている』とか、『お母さんは僕ばっかり怒る』とか、相手を特定できます。これは被害関係念慮《ねんりょ》といって被害妄想とは異なります。なぜそんなことを思うのか、よく聞くと理由がわかってきます」

統合失調症と診断されて薬物治療を受け続ける人の中には、子どもの頃に継続的ないじめを受けたり、親からの虐待を受け続けたりした経験のある人が多く、筆者の周囲でも目立ちます。彼らに生じた「幻聴」や「妄想」の多くは、実は聴覚性フラッシュバックや被害関係念慮であり、誤診だったのかもしれません。しかし、抗精神病薬を長く飲み続けると、脳機能の一部が変化して「ドパミン過感受性精神病」という医原病が生じることがあります。薬を減らすと統合失調症のような症状が表れるので誤診が覆い隠されてしまい、減薬や断薬がかなり難しくなってしまいます。

発達障害が精神科で注目され始めたのは、筆者が「これ、統合失調症？」を書いた頃ですから、まだ20年も経っていません。それ以前は、幻聴や妄想らしきものがあると何でもかんでも統合失調症（2002年以前は精神分裂病）にされていました。原田さんは指摘します。

「リアルな統合失調症の人は、考えられているよりもずっと少ないと思います。コミュニティからはみ出しがちという点では、発達障害の人も、知的障害の人も、統合失調症の人も同じなので、みんな一緒にされてコミュニティからはじかれ、精神科病院に閉じ込められてきました。精神分裂病とされて長期入院させられてきた人の中には、本当は発達障害だった人が多いはずです」

双極Ⅱ型障害の診断にも疑問

うつ状態と軽い躁を繰り返す双極Ⅱ型障害の過剰診断も、近年問題になっています。仕事や勉強を頑張り過ぎてうつ状態になり、精神科や心療内科を受診した人が、抗うつ薬を飲んで躁転する（元気になり過ぎる）と、「もともと軽い躁があったから抗うつ薬に反応し過ぎたのだ」と解釈されて、双極Ⅱ型にされてしまう。こんなご都合主義診断が相次いでいます。原田さんは、双極Ⅱ型診断の問題点を次のようにみています。

「『薄い自閉』がある頑張り屋は、キャパを超えて頑張ってしまうので、疲弊し切った状態がうつに見えます。本当はうつではなく疲弊なので、抗うつ薬を入れると躁転するのはあたりまえです。疲労困憊でも、『もっと頑張らなあかん』『負けたらあかん』と必死な人たちを、抗うつ薬でさらに煽っているのです。必要なのは脳を休ませることなのに、変な治療をされた患者がうちにもいっぱい来ますよ。大学病院で18年間治療を受けてもよくならず、うつ病、双極性障害、パーソナリティ障害、統合失調症と診断がコロコロ変わった人もいた。うちに来たら3ヵ月で良くなりましたけど、俺がやったのは今言ったような話をしたのと、薬を減らしただけです」

生じやすい複雑性ＰＴＳＤ

昨今、複雑性ＰＴＳＤという新たな疾患名がＷＨＯの国際疾病分類第11版（ＩＣＤ-11）

に掲載されました。これは、慢性的・反復的な虐待などのトラウマ体験により、フラッシュバックなどの典型的な症状が引き起こされるだけでなく、感情調整や対人関係の困難など、精神的な健康が広範囲に蝕まれた状態と定義されています。

従来のPTSD（心的外傷後ストレス障害）は、戦争や大災害などで生きるか死ぬかの瀬戸際だった人や、人が惨《むご》たらしく死ぬ姿を目撃した人の一部に起こります。「先生に怒鳴られた」程度ではPTSDになりません。複雑性PTSDも、比較的弱いストレス体験の積み重ねではなく、継続的な強いトラウマ体験があることがWHOの定義では前提となっています。

しかし、自閉スペクトラム症や「薄い自閉」がある人は、傍目から見るとそこまで重くないように思えるストレス体験の積み重ねでも、複雑性PTSDのような状態になりやすいと考える専門家は多くいます。先に挙げた聴覚性フラッシュバックは、その症状のひとつと原田さんはみています。また、子どもの頃の虐待経験なども、ストレス耐性の低下につながるという見方もあります。

「自閉スペクトラム症の人は、記憶の処理の仕方が定型発達の人と違います。ショックが大きいと記憶の処理が滞りやすいのです。ジューサーミキサーを想像してください。普通の大きさの果物や野菜であれば、どんどん砕いてジュースにできるのに、スイカが丸ごと降ってくるとブレンダーボトルの入り口につかえて処理できない。だからずっとそこにあり、過去にならない」

「これがPTSDのトラウマの正体で、スイカのように巨大な衝撃を受けると定型発達の人にも起こります。自閉スペクトラム症の人は、ブレンダーボトルの入り口がもともと小さいので、リンゴやミカンくらいの大きさでもすぐにつかえて山積みになってしまう。命に関わるほどではない同級生からの反復的ないじめも、酷いトラウマ体験となってフラッシュバックや精神症状につながるのです」

過敏な脳には少量の薬が有効

複雑性PTSDのフラッシュバックに対しては、抗うつ薬や抗不安薬を安易に使うと、かえって悪化する恐れが指摘されています。そこで用いられるのが、主に胃薬として使われてきた桂枝《けいし》加芍薬湯《かしゃくやくとう》と、冷え性などで使われてきた四《し》物湯《もつとう》という2つの漢方を一緒に飲む「神田橋処方」です。その名の通り、神田橋條治さんが経験から生み出した処方で、なぜ効くのかよく分かりませんが、一定の効果を得られることが多いようです。第4章で紹介する認知行動療法のPTSD版（持続エクスポージャー法）や、外傷体験を思い出しながら眼球を動かし、記憶の処理を促すEMDR（眼球運動による脱感作と再処理法）などの精神療法（心理療法）も活用されています。

また、自閉スペクトラム症の人に多い過敏性に対して、原田さんは「特定の薬の少量使用が有効」とし、次のように説明します。

「過敏性は脳の神経の問題なので、適切に使えば薬は有効です。例えば、光に対して過敏なＡＳＤの人がいるとします。出かける時はサングラスの着用で対策できますが、ずっとサングラスを付けていると変わった人と思われてしまう。それが嫌ならば、他の選択肢を考えないといけない。眩《まぶ》しいのは感覚器の問題だから、カウンセリングや認知行動療法をいくら受けても知性では処理できません。薬を使わなければ過敏さは取れないのです。この場合、抗精神病薬エビリファイが効きます。ほぼ一択で、量は3ミリまでしか使いません」

「ところが、使い方を間違っている医者が多くて、12ミリとか24ミリとか入れていることもあります。副作用が出るからダメです。妄想などを起こしていない人はエビリファイの副作用が出やすく、4ミリや5ミリになると、じっとしていられずに動き回るアカシジア（静座不能症）が出ます。ハロペリドールやリスパダールと違って手が震えたりはしないのですが、ソワソワする、イライラする、なんか食べたくなる、夜に目が覚める、というような不顕性のアカシジアが表れやすい。そして、落ち着かないから食べてしまう。これを副作用だと気付かない医者がたくさんいます」

幼い子どもへの投薬の是非

近年は、子どもの発達障害診断も増えています。その中には、家庭環境の問題や睡眠リズムの乱れなどで落ち着かないだけの子どもを、学校関係者が上辺の知識で「発達障害だ」と決めつけて精神科受診を求めたり、精神科医が安易に診断したりするケースが含まれています。これは論外ですが、詳しい検査や丁寧な聞き取りを経て診断された場合でも、子どもに薬を使うべきかどうか悩むケースは少なくありません。

自閉スペクトラム症と診断された子どもの易刺激性《いしげきせい》（癇癪《かんしゃく》や攻撃性など）が激しい場合、2016年以降、6歳以上の子どもにエビリファイを処方できるようになりました。実際には、それ以下の年齢でも医師の判断で処方されることがあり、別の抗精神病薬リスパダールは5歳から処方できます。

はたして、この投薬に問題はないのでしょうか。子どもが失敗を経て学び、成長する機会を摘み取ることにはならないのでしょうか。

「子どもが大人の思い通りに行動しないという理由で、安易に薬物療法を行ってはなりません。十分に吟味された環境整備を行って、行動改善を目指す必要があります」

「ただし、自閉スペクトラム症が濃い目の子どもは、なぜ自分が怒られているのか理解できないので失敗から学べません。例えば、癇癪を起こした子どもがAちゃんを叩き、叩き返されると、こういう子どもはAちゃんが叩いたと騒ぎます。自分が最初に叩いたからAちゃんが怒って叩き返したという流れを理解できないのです。そしてトラブルを連発して怒られ続けるうちに、精神的に病んでいく。この負の連鎖を止めるために環境改善も行いますが、トラブルを減らすには薬が有効です。子どもの場合は特に量を少なくして、止めることも視野に入れた使い方をしていきます。もちろん、本人や家族が薬を希望しない場合は、不十分であっても薬以外の方法で対処します」

その子は本当に、自分にも非があることを理解できないのか。環境調整だけではどうにもならないのか。見極める医師には十分な経験と技量が求められます。

不安が減ると高まるプラセボ効果

患者と家族の誰もが、原田さんが行うような分かりやすい説明を受けて治療を選択できれば、精神科への不信感は減るでしょう。ところが、治療についての簡単な説明すら受けていない患者と家族が多く存在します。医師への不信感を抱えながら受ける治療は、効果が激減します。精神疾患からの回復に役立つプラセボ効果が発揮されないためです。効くと信じて薬を飲むとニセ薬でも効く、というのがプラセボ効果です。

「精神科医に必要な力は、情報収集力、ストーリーを読む力、本人に納得して治療を受けてもらう力、この3つだと思います。神田橋さんは、診療にOリングとか経絡・ツボ療法とか色々取り入れてきましたが、ベースは手品なんです。若い頃は手品と落語の練習に没頭した人なので、人のこころをつかむことに長けていて、患者の不安を減らしてしまう。不安が減るとプラセボ効果が高まり、薬がものすごく効きます。患者から信頼される優秀な医者は、偽薬を出しても効くんです」

身体科でも精神科でも、最終的に受ける治療を決めるのは患者です。患者が自分にとって最善の治療を選択できるように、インフォームド・コンセント（説明と同意）が導入され、近年は共同意思決定（SDM）という方法が身体科を中心に広がり始めています。医師が患者との対話の中で自分の考え（「私ならこの治療を選ぶ」など）も表明しながら、押し付けではない価値観の共有や情報提供に努め、患者の選好や信念などに基づいた治療の決定（治療を受けない選択肢もある）をサポートする方法です。

患者がもし、「薬は嫌だ」という思いを貫いたら、それ以外の方法を検討し、提供することになります。ところが精神科では、原田さんのようにそれ以外の方法も一緒に考えてくれる医師は少なく、多くの場合、「うちでは診られないから他に行ってくれ」と追い払われます。残念ながら、日本の精神科ではインフォームド・コンセントすら十分に行われておらず、投薬以外の術を持たない医師も多いので、共同意思決定の普及など夢のまた夢なのです。

家族みんなが同席する診療の中身

原田さんは「共同意思決定という仕組みを入れる、入れないということ以前に、本人の思いを尊重するのはあたりまえ」としながら、自身の診察についてこう語ります。

「うちのクリニックは本人（子ども）も家族もみんな同席で診察します。家庭内で既にもめ事が明らかになっているから受診するので、今さら秘密にする必要はないし、別々に聞くとそれぞれが話を盛ってくるのでよくない。言える範囲で言ってね、というのがポイントです」

「典型的なケースは、お父さんがゴリゴリの自閉（ASD）で、お母さんが薄い自閉というパターン。お母さんはお父さんの言うことを何でも聞いてしまいやすい。同じ事がやがて息子との間にも起こって、息子が家で暴れるようになる。息子とお母さんが結託して、お父さんを排除するストーリーになっていることもあるし、息子がお母さんの恋人代わりになっていることもある。そういう状況を診察で確認していきます」

「聞いているうちに家族喧嘩が始まっても、『いつもこんな感じだもんね』と止めない。他人から見たらこんな感じに見えるというのを、そこで伝えてあげます。その間も、こっちはずっとニコニコしているから、ここは笑うところなのねと、笑い話になる。お母さんはキーキー言っているのがバカらしくなるし、子どもは『自分ばかり責められる』という感覚が薄らいで、なんとなく騒動が収まってきます」

「『子どもが財布からお金を盗む』というお母さんには、『俺も小4くらいで財布から取っていたね。財布を出している方が悪いんだよ。財布がそこにあるんだからさ。お母さんはどうだったの。お釣りとか誤魔化さなかった?』って言うと、子どもがニタ〜ッと笑ってね」

思わぬ場所で味方を見つけた子どもの嬉しそうな顔が浮かんできます。

話は少し逸れますが、「ゴリゴリの自閉」と言えば、部下の苦労が全然わからないクラッシャー上司を思い浮かべる人も多いでしょう。こうした上司からのパワハラ被害を避けるためにも、「笑顔が大切」と原田さんは言います。

「自閉の色が濃いのに、幸運にも社会からドロップアウトするイベントが起こらず、活躍する人はいます。その一部に、地位や忖度《そんたく》に守られて欠点が強化され、パワハラ連発のクラッシャー上司と化す人がいます。こういう人に怒りで返しても、不安から逆上するだけで絶対に反省しない。逆に笑顔を浮かべて淡々と、『ルールですからね』とたしなめます。白バイのおまわりさんは『お急ぎでしたー？　大変なんですかー？』とニコニコしてキップを切るでしょ。あの要領です。ビビらせるのが通用しない気味の悪いバケモノだと思わせるのです。動じないのがコツです」

アップデートを怠る医師は避けるべし

精神疾患の診断には身体疾患のような科学的根拠はなく、発達障害もきちんと解明されているわけではありません。それでも、精神科に根付き始めた発達障害という新たな視点によって、精神症状の要因や因果関係を捉えやすくなったことは確かです。しかし、精神科医の質にはまだ大きな差があります。

「精神医療はこれまでも、ロボトミー手術などのたくさんの過ちを繰り返してきました。患者を良くしたいと本当に願うチャレンジであれば、その治療が結果的に間違いだったとしても後から責めるのはおかしい。チャレンジを禁じたら医療の進歩がなくなってしまいます。でも、誤りだと分かったらすぐに改めないといけない」

「知識を常にアップデートし続けるのは医者の責務です。それをしない怠慢な医者こそが問題なのです。そういう医者はいつまで経っても変わらないので、被害が大きくなる前に他の医者を探した方がいい」

　患者や家族にそう勧める原田さんは、各地の医師会などからの講演依頼を精力的に受けて、アップデートの意欲がある医師たちに発達障害や減薬法などの知識を惜しみなく提供しています。

「まずは医者たちを変えないと、誤った治療で搾取される患者たちを減らせない。患者に良い医療を提供したいと考える医者は少なからずいるので、正しい知識を広めていくことが、今の俺の最優先の仕事だと思っています」

　原田さんは、信頼できる若い精神科医や臨床心理士たちに福岡のクリニックを任せて、全国を飛び回る日々を続けています。

COLUMN

グレーゾーンとリワーク

職場不適応の背景にある特性を知る

うつ病などのメンタルヘルス不調で会社を休職した後、なかなか復帰できなかったり、復職してもまた休職したりする人たちの中に、発達障害的な傾向を持つ人が多くいることが近年分かり、リワーク（職場復帰支援）プログラムにも変化が生まれています。

世界精神保健連盟（ＷＦＭＨ）の理事長を務める精神科医の秋山剛さんは、ＮＴＴ東日本関東病院（東京）を拠点に、１９９７年から国内初のリワークプログラムの実施と改良を続けてきました。

集団作業療法をベースとしたこのプログラムでは、疾病理解を深める学習、自分の体調をモニターする方法、認知の偏りを修正する集団認知行動療法、問題解決能力を高める練習、軽い運動を中心としたストレスマネジメント、などに取り組みます。プログラムにきちんと通うことで、生活リズムを整える効果も生まれてきます。現在は、精神科病院や精神科クリニックなど多くの医療機関が実施しており、日本うつ病リワーク協会のＷｅｂサイトに実施施設のリストがあります。

当初はうつ病の人を対象としていたこのプログラムが、発達障害的な傾向を持つ人などにも対応していった経緯を、秋山さんが教えてくれました。

「頑張り過ぎから不眠などを経て、典型的なうつ病（メランコリー親和型うつ病）を発症した人は、もともと社会性が高いので復職支援はそれほど難しくありません。リワークプログラムには、なかなか復職できない人が集まります」

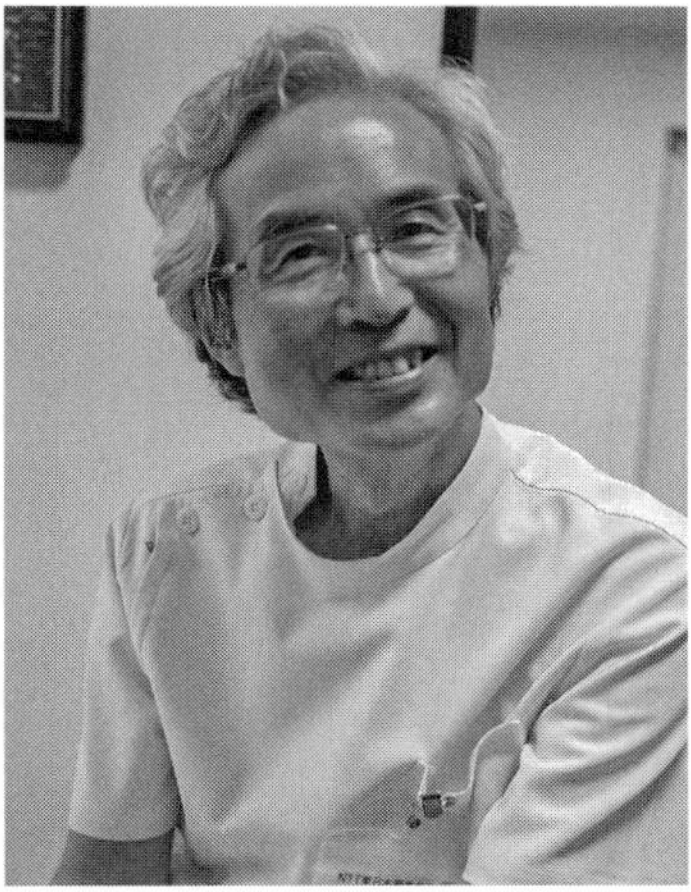

秋山《あきやま》　剛《つよし》さん

Tsuyoshi Akiyama

世界精神保健連盟（WFMH）理事長。1979年、東京大学医学部卒。NTT東日本関東病院精神神経科部長として、うつ病リワークプログラムの開発に取り組む。世界精神医学会役員、世界精神保健連盟理事などを経て2023年より現職。公益財団法人こころのバリアフリー研究会理事長。著書は『若者のためのコミュニケーションスキル練習帳』（金剛出版）など。

「そこでまず気付いたのが、実はうつ病ではなく、双極性障害、あるいは軽度の双極性障害の傾向を持つ人が多いことです。このタイプの人もうつ状態に苦しみますが、うつ病の人によくみられる几帳面さや対他配慮は目立たず、時に元気になり過ぎて周囲に迷惑をかけることがあります。リワークの経過を見ていると状態の変化がよく分かるので、『うつ病にしてはおかしいな』と気付いたのです。この場合、プログラムをこなすだけでなく、炭酸リチウムなどの気分安定薬を使うと落ち着き、復職にもプラスになることが分かりました。これで対応できると安心したのも束の間、今度は発達障害的な傾向を持つ人たちが浮上してきました」

「発達障害とまでは診断できないものの、その傾向を持つ人たちは、学生の時は成績が良くて就職もすんなり決まります。ところが3年目くらいで仕事をある程度任されると、途端に行き詰まることが多いようです。自分で判断したり、根回しをしたり、込み入った問題解決を求められたりすると行き詰まるのです。知能検査では能力に凸凹がみられ、言語的な能力は突出しているのに作業が遅かったり、視覚認知や推測が不得意だったりします。それがつまずきやストレスの原因となり、うつ状態から休職につながるのです」

「このような場合、コミュニケーションの取り方とか、職種の選び方とか、従来のリワークプログラムよりもきめ細かな指導や支援が必要になります。しかし、グレーゾーンの人たちの存在に気付いた当初は、グレーゾーン的な大人の発達障害に対応できる精神科医がいなくて困りました。協力を求めても、『グレーゾーンは発達障害ではありません。過剰診断されては困る』などと言われて、けんもほろろだったんです。でも診断基準に当てはまらなくても、発達障害的な傾向ゆえに彼らは困っているのです。協力要請を続けるうちに、大人の発達障害が社会的にも注目されるようになり、理解してくれる専門家が増えました。その結果、発達障害的な傾向がある人をリワークで支援する際のマニュアル『自閉スペクトラム症の特徴がある参加者へのリワーク支援の手引き』（厚生労働科学研究費補助金2016年度秋山班）を一緒に作ることができました」

秋山さんは、大人になった発達障害グレーゾーンの人たちへの理解を専門家に求めて、新たなリワーク支援を築いたのです。ただし、グレーゾーンという捉え方に全面的に賛成しているわけではありません。

2023年6月に横浜で開催された「第119回日本精神神経学会学術総会」では、原田剛志さんが司会を務めるシンポジウム「診断閾下の発達障害〜発達障害グレーゾーンという概念の意義と危険性」の中で、グレーゾーンの問題が議論されました。参加した専門家たちは、一般の人がグレーゾーンという曖昧な言葉を気軽に使う現状に懸念を示し、秋山さんも指定発言で疑問を述べました。その真意をこう語ります。

「発達障害グレーゾーンという言葉は、過剰なラベル付けを招く恐れがあります。グレーを黒ではないという意味で使うのならまだしも、白じゃないから治らない病気ですね、となりかねない。これは就職差別につながるかもしれないし、本人が『生まれつきの障害だから仕方ない』と考えて、必要な努力を怠ってしまうかもしれません」

「医者はグレーゾーンの特性で職場不適応になったケースばかりを診ているので、グレーゾーンの人はみんな大変なのだと思いがちですが、そもそも受診するのは困っている人だけです。実際は、同様の特性があっても自分の工夫で乗り切り、困難をそれほど感じていない人がかなりいる可能性があります。研究者とか株のトレーダーとか、自分に合った仕事を見つけて生き生きと働く人もいるでしょう。一般の人を含む大規模調査を行わない限り実態は分からないので、『グレーゾーン＝困難を抱えている人』という決めつけはいけないと思うのです」

「グレーゾーンの人が直面する困難は、仕事を変えるとか、同じ会社でも職種を変えるとか、そうした工夫でかなり減る可能性があります。相手とのコミュニケーションが円滑でなくても、あいさつなどの社会的な礼儀を学ぶことで乗り越えられる場面は多いと思います。特定のことへの強い興味関心という特性を武器にして、相手と意気投合する術も磨けるはずです。今の若い人はグレーゾーンでなくても、コミュニケーション不足で会話の力が育たず、グレーゾーンのように見えることもあり（これは新型うつやひきこもりに関係する特徴なので第5章で取り上げます）、なおさら安易な決めつけは禁物です」

発達障害の診断基準には満たないものの、その特性が一定以上あり、かなりの困難を抱える人たちを表す言葉はまだありません。専門家が提唱する「閾値下《いきちか》」という言葉も浸透していません。そこで、発達障害グレーゾーンという言葉が一般の人に広まったのですが、医学的な根拠も明確な定義もないまま、安易に使われ過ぎています。

拡大解釈すれば全人類が当てはまるようなグレーな括りに自分や他人をあてはめて、発達障害ごっこをしても意味はありません。そんなことよりも、自分の特性をしっかり把握して、それに応じた軌道修正を行って居場所を見つけることが、生きづらさから逃れる近道だと筆者は思います。発達障害的な傾向の人にも対応するリワークプログラムは、そのためのツールのひとつです。

ここからは余談ですが、実は秋山さんにも大きな軌道修正の経験があります。

「私は数学者になりたくて、高校生の時には大学で学ぶ数学の勉強をしていました。ところが、目指す大学の教授にこう言われてしまったんです。『17歳になっても新しい数学の定義を考えたことがないのなら、数学者は諦めた方がいい』。確かに私は、与えられた問題を解くことは得意だったのですが、その能力と新しい数学を作る能力は異なります。数学者になっても創造的な仕事はできないと言われたようなものです。ショックでしたが、助言を重く受け止めて諦めました」

「親戚に医者が多かったので、勧められて東京大学の医学部を受けることにしました。でも、美しい論理の世界である数学を諦めるのだから、なまじっか医学なんかやりたくない。それで人間の精神という、どこが始まりでどこが終わりなのか分からないような、美しい数式とは正反対の世界に進もうと思って、受験前から精神科医になると決めたのです」

「それがやってみると、すごく楽しい仕事でした。人間はとても複雑な存在ですが、病気のきっかけはここらへんにあるんじゃないかとか、裏返せばこっちに良くなる道筋があるのかな、などと考える。ひとりひとりに違うストーリーがあって、ひとりひとりが推理小説みたいで、謎解きがうまくいくと患者さんたちは良くなっていく。高校生の時、厳しくも的確なアドバイスをくれた教授に感謝しています」

患者それぞれに、回復や復職につながるオリジナルの数式がきっとある。それを見つけ出して、正解に導いていく秋山さんの仕事ぶりは、血の通った新しい数学を日々創り出しているかのようです。

第３章　統合失調症「開かれた対話の劇的効果」

Tamaki Saito

斎藤《さいとう》 環《たまき》 さん

筑波大学医学医療系社会精神保健学教授／オープンダイアローグ・ネットワーク・ジャパン共同代表。1986年、筑波大学医学専門学群を卒業し、同大学院博士課程を修了。千葉県船橋市の佐々木病院（現「あしたの風クリニック」）などに勤務。著書は『「自傷的自己愛」の精神分析』（角川新書）、『改訂版 社会的ひきこもり』（PHP新書）など。

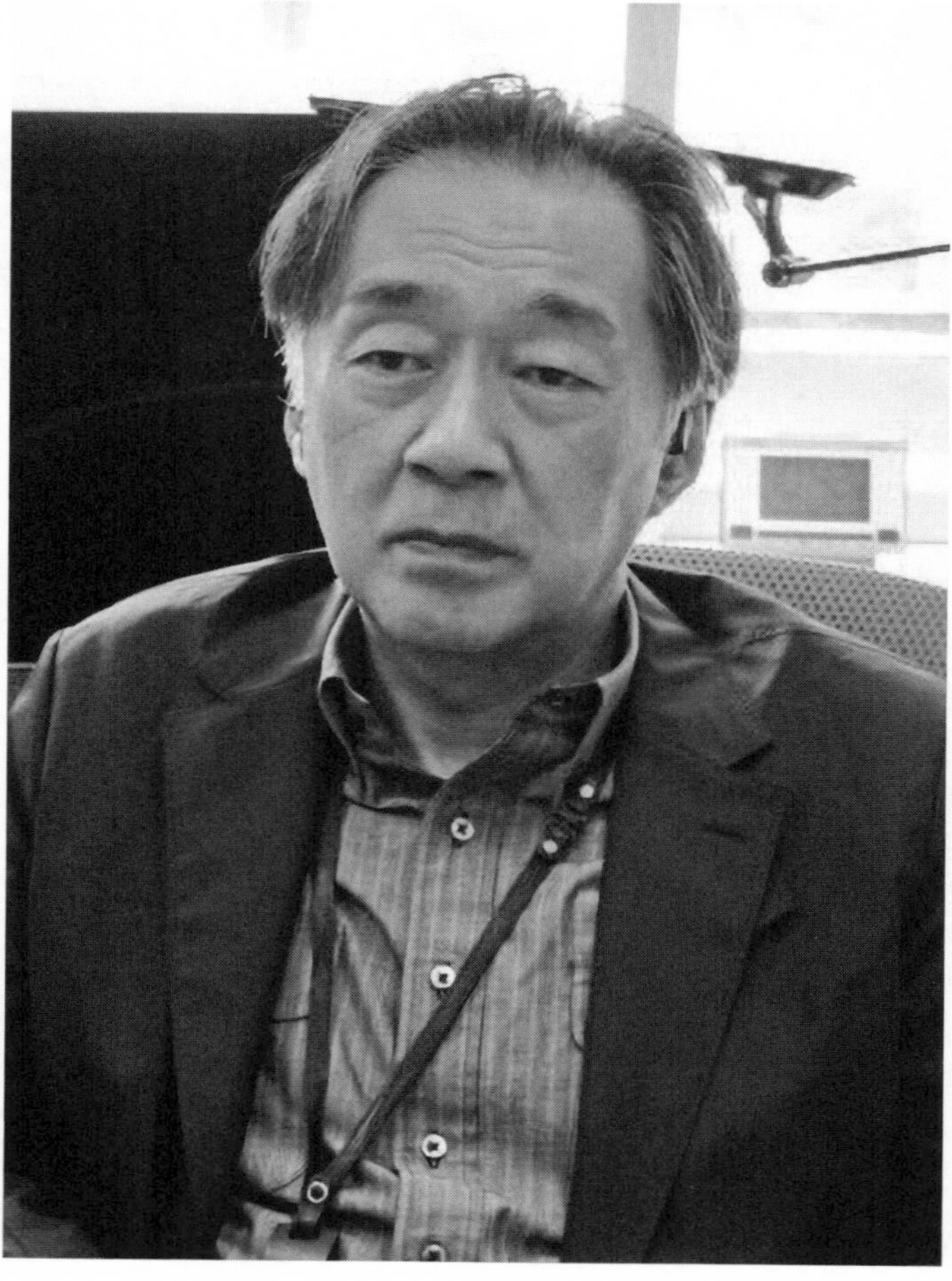

「あなたの病気は一生治りません。服薬を生涯続ける必要があります」

専門医にそう宣告された重い病気が、程なくしてあっさり治ったとします。さて、何が起きたのでしょうか。

この場合、劇的回復の要因はふたつ考えられます。ひとつは「奇跡が起きた」。手の施しようがない末期がんが自然消失することもありますから、奇跡は無視できません。ただし、その確率は極めて低くなります。

もうひとつは「そもそも重い病気ではなかった」。専門医の診断が間違っていた、ということになります。回復が奇跡でなければ、こちらが正解です。

「専門医がそんな初歩的ミスを犯すはずがない。設問自体がナンセンスだ」。そう言いたくなる気持ちはよく分かります。ところが精神医療の最前線では、精神科専門医たちが「一生治らない」「生涯服薬」と決めつけたがる統合失調症（苦しい幻聴や妄想などが続いて生活に支障が出る精神障害）が、丁寧な対話の繰り返しで治るケースが次々と報告されています。奇跡にしては起こり過ぎなので、統合失調症という病気の定義や、「一生治らない」という安易な決めつけ自体が間違っていると考えざるを得ません。

一過性のブームで終わらず熱量維持

統合失調症などの精神症状を、対話の力で消失（寛解）させたり、治癒させたりすることの手法は、フィンランド・西ラップランド地方の精神科病院ケロプダス病院で生まれ、「オープンダイアローグ」（開かれた対話）と呼ばれています。オープンダイアローグ・ネットワーク・ジャパン（ODNJP）共同代表で精神科医の斎藤環さんは、同じく共同代表の高木俊介さん（精神科医、たかぎクリニック院長）、石原孝二さん（哲学者、東京大学教授）らと共に、日本での普及活動にいち早く取り組んできました。斎藤さんはこう振り返ります。

「オープンダイアローグは、２０１３年に公開された米国のドキュメンタリー映画『オープンダイアローグ』（ダニエル・マックラー監督）をきっかけに日本でも知られるようになりました。２０２３年でもう10年になります。この間に、様々な書籍が出版されたり、シンポジウムやセミナーが盛んに開催されたりしました。当初は一過性のブームで終わることを心配していましたが、熱は今も冷めることなく、高い関心を集め続けています」

「薬よりも対話に重きを置くこの手法は、医療としては異端です。従来の精神医療の考えとは反発する要素を含んでいるので、日本の医療現場のアレルギー反応は凄いだろうと予想していました。実際、フィンランドでもケロプダス病院があるトルニオが町ぐるみで取り組んでいる以外は広まっていません。ところが驚いたことに、日本では意外なほど受容されました。世界の中で最も、精神医療の専門家や大学関係者が高い関心を示している国だと言ってよいと思います」

オープンダイアローグは、斎藤さんが先に挙げたドキュメンタリー映画をきっかけに、日本のみならず世界的な注目を集めました。しかし、この取り組みがケロプダス病院で始まったのは１９８４年、日本がバブル景気に突入する直前のことです。それから30年近くも「発見」されず、北欧の小国の極めてローカルな取り組みにとどまっていました。劇的な成果を上げたのに、なぜ急速に広まらなかったのか。精神医療の既得権が関係するその理由は、後ほど斎藤さんが語ってくれます。

オープンダイアローグは、ケロプダス病院のスタッフが取り組んできた家族療法をベースにしています。「本人がいない所でその人の治療方針を決めない」という考えが１９８４年に生まれ、この考えを核として手法が確立されていきました。

患者の人権や知性を軽視し、「どうせ説明しても分からない」「かえって混乱するだけだ」などと考えて、「本人がいない所でその人の治療方針を決める」という患者不在の決定を平然と行ってきた従来の精神医療とは、真逆の発想が根底にあるのです。

ダイアローグの進め方

急激に悪化した幻聴や妄想に苦しみ、混乱の只中にある急性期の患者の家に、オープンダイアローグの治療チーム（心理士、看護師、ソーシャルワーカー、精神科医の2人か3人で構成）は24時間以内に駆けつけます。そして、家族、友人、会社の同僚らを交えたオープンな対話を、ほぼ毎日60分から90分程度、最大2週間を目途に繰り返していきます。

この対話の最中に治療チームのメンバー同士が、患者の話を聞いてこころを動かされたことや、浮かんできたイメージ、アイデアなどを話し合い、それを患者が間近で聞く機会（リフレクティング）も設けます。こうした「開かれた対話」から生まれる相互作用によって、患者の症状は短期間で劇的に改善していきます。そこにあるのは、人間同士が理解し合うためのオープンで対等な対話であり、医療・福祉の支援者や家族が行いがちな「あなたのためよ」と称する上から目線の押し付けはありません。

参加者は治療チームと患者チーム（患者、家族、友人ら関係者）に分かれ、対話は次のように進んでいきます。

まず、治療チームの人たちが自己紹介します。彼らは有資格者ですが、必ず「さん」付けで呼び合います。患者チームの人たちの自己紹介では、どんな名前で呼んで欲しいかを治療チームが確認します。

対話の口火を切るのは、治療チームのファシリテーター（進行役）です。「今日はどういったお話をなさりたいですか」などと切り出します。治療チームは「この人はどんな世界に生きているんだろう」という関心や好奇心を大切にして、患者や家族にいろいろな質問をしていきます。決めつけや知ったかぶりをせず、「あなたの不思議な体験について私は無知でわからないので、詳しく教えてください」という姿勢で尋ねます。

リフレクティングを入れるタイミングや回数に決まりはありません。「これから私たちだけで話し合いますから聞いていてください」などと言って、患者の目の前で治療チームのメンバーが対話を始めます。

患者の話がよく分からなかった時も、ネガティブな意見は避けて、「実はこう言いたかったのではないかと私は思う」などと述べます。リフレクティングでは、患者の状態を評価したり、治療上のアイデアを出したりしますが、患者が努力していることや苦労していることに焦点を当てて、共感的なやりとりを心がけます。

「ご経験を聞いて、私にも同じような経験があるので胸が苦しくなりました」などと、個人的な経験や身体感覚に引き寄せて共感を伝えることが推奨されています。その後、患者や家族に感想を聞きます。

対話を締めくくる前には、「もう一度お話ししておきたいことはありますか」などと確認して感想を聞いたり、今後の方針を決めたりします。最後に、ファシリテーターが今日決まったことを確認して終了します。患者にはチェックリストを渡して、この日の対話の評価をしてもらいます。

オープンダイアローグの治療ミーティングは精神科医がいなくても成立しますが、参加する場合に最も大事なのは「偉そうにしないこと」だと言われています。ヒエラルキーのある集団では、開かれた対話は不可能だからです。斎藤さんは「物腰は柔らかくてもすぐに専門性を振りかざして、『幻聴ですね』『被害妄想ですね』と決めつけて対話を阻むような精神科医は失格です」と釘を刺します。

オープンダイアローグは、精神科医の成長にもつながります。医師として最も大事な姿勢を学ぶことができるのです。

「治療ミーティングでは、『価値観の押し付けをしない』ことや、『ヒエラルキーを否定する』ことが求められます。つまり医者が一番偉くて、他のスタッフや患者さんが下になることの否定です。フラットな状態で対話を続ければ、『患者さんが望まない処方はできるだけしない』という思いに自然となるはずです」

「不確実性」に耐える力を持つ

ＯＤＮＪＰが作成したオープンダイアローグの実践テキスト（対話実践のガイドライン）には、「７つの原則」として、「即時対応」「社会的ネットワークの視点を持つ」「柔軟性と機動性」「心理的連続性」などが挙げられています。また、「対話実践の12の基本要素」として、「対話の場で今まさに起きていることに焦点をあてる」「様々なものの見方を尊重し多様な視点を引き出す」「一見問題にみえる言動であっても病気のせいにせず、困難な状況への自然な、意味のある反応であるととらえて応対する」「症状を報告してもらうのではなく、クライアント（患者）の言葉や物語に耳を傾ける」などが列記されています。

このテキストは、ＯＤＮＪＰのＷｅｂサイトからダウンロードできます。ここでは斎藤さんの解説をもとに、家族や友人としてオープンダイアローグに参加する時にも役立つ心構えを９点挙げてみます。日常のやりとりにも生かせるポイントです。

①患者の主観、すなわち彼が住んでいる世界をみんなで共有するイメージを大切にする
②対話の目的は「変えること」「治すこと」「決定すること」ではない。対話を続け、広め、深めることを目指す
③「正しさ」や「客観的事実」はいったん忘れ、対話では「主観性」を交換する
④「議論」「説得」「尋問」「叱咤激励」は対話ではなく独り言。対話の妨げにしかなら

ない
⑤患者を「困難な状況にあるまともな人」としてみる。病名や症状で考えない
⑥基本姿勢は、相手に対する肯定的態度。肯定とは「そのままでいい」よりも「あなたのことをもっと知りたい」
⑦シンフォニー（調和）ではなくポリフォニー（多声性）を重視する
⑧「違い」をすり合わせて折衷案を出すのではなく、「あなたと私の世界はどれほど違っているか」を掘り下げていく
⑨答えのない不確かな状態（不確実性）に耐える

日本人は、場の空気を読んで上辺の調和を目指したがりますが、無理やり作ったシンフォニーの中身はダメな組織と一緒で、不協和音だらけで聞くに堪えません。様々な人たちが自分の思いを語れるポリフォニーの実現こそが、居心地の良さにつながるという考えは納得できます。

「答えのない不確かな状態（不確実性）に耐える」というのは、「よく分からないことの中で、ただ立ち続ける力」であり、19世紀のイギリスの詩人ジョン・キーツが言った「ネガティブ・ケイパビリティ」（負の能力）そのものです。事実や理由や原因を性急に求めず耐

えていられる力が、やがて深い理解や共感につながるという考え方です。一見、意味不明なことを言っているようにみえる人を理解するためにも、大事な力です。

意味不明な訴えの意味が分かってくる

「オープンダイアローグの対話が深まっていくと、意味不明な幻聴や妄想と思われていた患者の訴えの理由が、周囲にも分かってきます」と斎藤さんは語ります。こうして周囲の理解が深まると、孤立から脱した患者が落ち着くのは当然のことです。更に斎藤さんは、「患者自身が病的体験を言語化（物語化）することで、無意識に抑圧されていた葛藤や欲望が分かったり、恐怖が和らいだりする治療的意義もある」と説明します。

フィンランドでオープンダイアローグを導入した地域では、服薬が必要となる統合失調症患者は35％（通常治療群は100％）にとどまりました。また、2年間の再発率は24％（通常治療群は71％）、2年後の精神症状残遺率は18％（通常治療群は50％）、障害者手当の受給率は23％（通常治療群は57％）と目覚ましい成果を上げました。対話が治療の中心で抗精神病薬をあまり使わない患者群の方が、抗精神病薬を飲み続けた患者群よりも健康状態がはるかに良好だったのです。

在宅での対話の結果、患者が入院を希望する場合もありますが、入院期間は平均19日と極めて短くなっています。これらの数字は２００３年にまとまった初期の研究データですが、幻聴や妄想などが初めて出現した患者を10年〜23年追跡した以後の研究（ＯＤＬＯＮＧ研究、２０１７年発表）でも、平均６年の合計治療期間（治療ミーティングは平均33回、55％が期間中のどこかで抗精神病薬を使用）を経て、62％が治療の終結に至るなど、極めて良好な結果が出続けています。

よく語られる回復症例を簡単に紹介します。患者は30代のフィンランド人男性。「陰謀に巻き込まれた。組織の人間に命を狙われている」などと怯えてオープンダイアローグを受けました。男性が恐れているのは仕事の雇い主だったのですが、なぜそう思うのか、医療スタッフも家族も理解できませんでした。しかし、「不確実性」に耐えて話を聞くうちに、きっかけとなる出来事が分かったのです。

男性はもともと賃金が低く、この年は年末のボーナスも出なかったため、家族へのクリスマスプレゼントを買えずに悩んでいました。そこで勇気を出して雇い主に電話をかけて、ボーナスの支払いを求めようとしたのですが、通話中に突然停電が起きて会話が途切れてしまったのです。

困窮続きで既にこころが弱り切っていた男性は、この停電を雇い主がわざと起こしたと考えて、電気までも操れるその力を恐れるようになったのです。少々飛躍した考えですが、思考の筋道は理解できます。ミーティング参加者たちは、男性のこころの悲鳴に共感できるようになりました。

参加した心理士と精神科医は、男性の前で「自分よりも他人の気持ちを忖度するタイプなのでは」「自分の権利を主張することが苦手なのかも」などとリフレクティングを行いました。こうした対話を通して、信頼できる人たちと一緒に自らの心象風景を覗き見た男性は、停電を偶然だったと思えるようになり、短期間で症状が消えて劇的に回復したのです。

再発したらまた対話すればいい

オープンダイアローグの場合、再発してもまた対話を行うことで、早期の回復につながることが知られています。このため、回復した患者の定期通院を医療者側が一方的に求めることもしません。斎藤さんはこう語ります。

「せっかく回復したのだから、病気のことなんか忘れて医療からも自由になろう、というわけです。その方が精神的にも健康に過ごせます。もし再発したら、その時に来ればいい。対話でまた治るのですから」

これほどの成果を上げれば世界が注目するのは当然ですが、日本で特に関心が高いのはなぜなのでしょうか。日本の精神医療の質の低さが関係しているのでしょうか。現状を何とかしたいという思いが医療者の中にも強く、それが関心の高さにつながっているのでしょうか。斎藤さんは次のようにみています。

「オープンダイアローグへの関心が特に高いのは日本とポーランドです。どちらも精神医療が遅れた国で、人権を侵害する事件も多い。あまりにも遅れているがゆえの関心の高さでしょうね。関連書籍の安定した売れ行きを見ると、やはり専門家も忸怩たるものがあったのだと思います。診療報酬などの様々な制約（オープンダイアローグを行っても診療報酬がつかない）があって今はできないけれど、本当はもっとちゃんとしたことがしたい、という潜在的な熱は感じます。日本の医療者の良心も、ある程度は期待していいんじゃないでしょうか」

日本でも「幻聴が消える」など驚きの成果が

オープンダイアローグを日本で実践するにあたり、斎藤さんはまず、フィンランドで劇的な効果が出ている統合失調症の急性期の患者ではなく、ひきこもりの人を対象としました。なぜなのでしょうか。

「当初、ひきこもりの人を対象にしたのは、『対話で統合失調症は治ります』と言っても、日本の精神科医は信用しないと思ったためです。ひきこもり支援なら『家族も巻き込むので有効かもしれない』という反応があったので、受け入れられやすいだろうと考えました」

「ところが驚いたことに、日本でも統合失調症に一番有効だと分かったのです。オープンダイアローグによる変化の幅が一番大きく、幻聴も消えてしまうレベルの高い有効性を示しました。薬物療法以上に有効だったのです。しかも、時間もかかりません。私は還暦を過ぎましたが、この年でこれほど新しい臨床経験ができるとは夢にも思っていませんでした。新鮮な驚きと好奇心とワクワク感を持つことができ、非常に感謝しています」

「ただ残念ながら、私の現在の臨床現場は大学病院と外勤先のクリニックなので、対応可能な数が限られています。申し訳ないのですが、要望をすぐに受けられる状況ではありません」

「これまで主に対応してきたのは、他の病院で治療したけれど全然良くならず、藁にもすがる思いで来られた統合失調症の患者さんたちです。通常治療では症状が治まらない患者さんたちにも、とても有効だったのです。あまりの効果に、当初は私自身が『こんな劇的なことが起こるはずがない』と半信半疑になってしまうほどでした」

「これは日本に限りませんが、ほとんどの精神医学の教科書に『統合失調症はカウンセリングや精神療法では対応できず、薬物療法か電気ショックか入院療法しかありません』と断定的に書いてあります。99％の精神科医はそういう教育を受けていますから、自分もそのドグマのもとでずっとやってきて、なかなか抜けられませんでした。統合失調症は精神疾患の中でも特別な病なので、薬物を使わないと解決するはずがないと考えていたのです」

斎藤さんたちが学んできた「統合失調症」とは、原因を特定できていない何らかの脳の不調で、苦しい幻聴や妄想などが長く続く病気の総称（症候群）です。神経伝達物質ドパミンなどによる神経系の亢進が原因だという説が真実のように語られ、亢進を抑える抗精神病薬が処方されますが、ドパミン原因説は仮説のひとつに過ぎません。統合失調症は症候群なので、脳の不調の度合いや原因は患者によって異なるはずです。それを同じ病気とみて、「一生治らない」「抗精神病薬を飲み続けないといけない」と決めつけること自体、合理性を著しく欠いています。

「斎藤ロボ」から「環さん」へ

斎藤さんは、岩手県北上市に生まれました。子どもの頃から成績優秀だったものの、部活動に溶け込めず、「ひとりで本を読むのが一番楽しい」という学生時代を過ごしました。医学部に進んだのは自分の意思というよりも、親が望んだから。精神科医になったのは、親に流されるままの人生に抗《あらが》って、「一番医者っぽくない診療科」を選んだためだそうです。

精神科医になりたての頃は、深刻な悩みを抱える患者に自分の電話番号まで教える熱血漢でした。ところが、エスカレートする一方の患者たちの要求に耐えられなくなり、一転してドライな対応を心掛けるようになりました。

やがて文才を発揮して、オタク研究家としても有名になりましたが、診療では患者に近づき過ぎず、離れ過ぎない無機質な対応を淡々と続けました。そのため患者から、「斎藤ロボ」と囁かれるようになっていました。

オープンダイアローグと出会ったのは50歳を過ぎた頃。それまでの一人で抱え込む診療を改めて、治療チームの力を生かして患者と関わるようになり、チームメンバーからは「斎藤先生」ではなく、「環さん」と呼ばれるようになりました。こうした経緯を自己開示した著書『まんが　やってみたくなるオープンダイアローグ』（医学書院）の中で、自身の変化をこう明かしています。

「それぞれの意見を患者さんに差し出す。違っていることがむしろ大切。患者さんの選択肢が広がる。大勢の人間と一緒にいるけれど空気を読まなくていい。自分のままで、異質なままでいい。集団の中で1人でいられる。やっと精神科医になれた気がする」

効果があった最初期の「道徳療法」

ここで、最初期の統合失調症治療について簡単に振り返っておきます。日本精神神経学会のWebサイトに、精神科医の金吉晴さんが書いたレポート「精神分裂病から統合失調症へ——疾病モデルと用語の変遷」の中から一部引用します。

「現在の統合失調症に相当する病態が明確に記述されたのは、1899年のドイツのクレペリンの『早発痴呆』が最初であるが、すでにフランス大革命において精神病患者を鎖から解き放ち、人道的に処遇するという革新がなされていた。『人間は人間らしく扱えば人間らしくなる』という主張のもとに進められた処遇の改善は、実は症状の改善にも大きな効果があることが分かり、道徳療法として、当時の医学雑誌の巻頭を飾るほどに世間の注目を集め、英、仏などに急速に普及した。内容は、教会などのゆったりとした建物に患者を住まわせ、読書、作業、ティータイムなどから成る日課を与えるというものである。しかし19世紀中頃から、ダーウィンの進化論に影響された変質学説がフランスを中心に盛んとなり、患者は進化の袋小路に入った者たちであるとの見解が社会に広まり、『同じ人間として扱う』ことへの熱意が急速に薄れた。また、この制度の維持に多額の経費がかかったことも、衰退の一因となった」

それでも、統合失調症の治療薬（抗精神病薬）がまだなかった20世紀半ばまでは、統合失調症患者の3割くらいはやがて回復するとされ、予後不良な患者は2割から3割にとどまるとみられていました。ところが抗精神病薬の登場以後は、誰が自然回復群に入るのか分からないので、本来は数年で治癒するような人たちまでも生涯服薬に巻き込まれていったのです。

すぐに「カルト」扱いする人々の罪

精神科医たちが患者や家族に説明しているように、「抗精神病薬を飲み続けないと再発してますます悪くなる」のが典型的な統合失調症だとすれば、オープンダイアローグによる対話だけで治ったり、対話と少量の薬で落ち着いて数年後には治療を終えたりできるタイプまでも、統合失調症として一律に扱ってよいのでしょうか。統合失調症という症候群に対する画一的な薬物療法は、見直すべきではないのでしょうか。こうした疑問に基づく研究は精神医学の務めのはずですが、日本では特に蔑《ないがし》ろにされています。

斎藤さんはこう語ります。

「統合失調症とは何なのか、精神科診断の再考は必要だと思います。ただ、現状で診断や薬の問題に深く踏み込むと、業界内で『反精神医学』や『カルト』だと言われて無視されてしまう。オープンダイアローグはもちろん、反精神医学やカルトではありませんから、誤解されないようにしないといけないのです」

海外ではオープンダイアローグの研究以外にも、薬物療法の絶対視に疑問を投げかける研究がいくつも発表されています。抗精神病薬の減薬や断薬を行った統合失調症の患者群の方が、長期的にみると社会的機能の回復率が格段に高い、という研究結果もあります。ODNJP共同代表の高木さん、石原さんが翻訳に関わった『精神科の薬について知っておいてほしいこと　作用の仕方と離脱症状』（ジョアンナ・モンクリフ著、日本評論社）に、こうした研究がたくさん載っています。

薬は時に有用ですが、時に害にもなります。良し悪しをきちんと踏まえて判断するのが科学的な態度です。ところが日本では、薬の漫然使用や安易な病名づけを疑問視しただけで、すぐに「反精神医学」や「カルト」扱いされます。既得権益や同調圧力のため思考せず、事実無根の決めつけで異論を切り捨てる空気のまん延が、精神医学や精神医療の健全な発展を阻み、患者の回復を妨げているのです。

患者たちと半世紀以上向き合ってきた神奈川県藤沢市の精神科医・三吉譲さんは、大ベテランになってからも発達障害やトラウマ治療、オープンダイアローグなどの知識を積極的に学び、診療のブラッシュアップを図ってきました。このレジェンドは現在、「統合失調症？　うーん、ほとんど無いね」という境地にたどり着いたそうです。「ほとんどない」というのは三吉さんの私見ですが、妄想を伴ううつ病とか、軽い自閉スペクトラム症がベースにあるトラウマ反応とか、柔軟な見立てを行って、精神療法や漢方薬なども駆使して回復させているのです。

三吉さんに限らず、大ベテランの精神科医が揃って口にする「患者さんの悩みはそれぞれだから、マニュアル化した診断名なんてどうでもいいんだよ」という言葉が重く響きます。

日本での対話実践の現状

斎藤さんが対応してきたのは、薬物治療で良くならないまま慢性化した統合失調症患者が中心ですが、オープンダイアローグの真骨頂でもある急性期の患者に対して、対話実践を始めた医療機関もあるようです。

「統合失調症の急性期には、対話なんか不可能だと多くの精神科医は思い込んでいます。でも対話はできます。急性期の患者さんは支離滅裂で思考障害があって、まとまりがなく対話は到底成立しないという思い込みを、精神科医は植え付けられてきました。これは間違いです。近年、統合失調症は新規発症が減っています。急性期でも軽症化していて、対話が通じない人はほとんどいません。

「一部の精神科救急の医師がオープンダイアローグに興味を示し、急性期での実践が始まっています。民間精神科病院でも、スタッフの一部が対話に取り組み始めた所があり、実践の輪が広がってきていると感じます」

ＯＤＮＪＰのトレーニングコースを受けた医療関係者たちが各職場に戻り、学びを生かした対話実践に取り組み始めているのです。フィンランドのような24時間以内の急性期対応を在宅で行えるオープンダイアローグチームはまだありませんが、これを目指す在宅医療の取り組みは一部で始まっています。

日本でオープンダイアローグを根付かせるには何が必要なのでしょうか。

「とにかく保険診療で受けられるようにしないといけません。そのためには、実践のエビデンスを積み重ねていくしかない。最近はリモートでの対話実践も行って成果が出ています。ＯＤＮＪＰのトレーニングコースを定期開催して、実践できる人を増やしていくことも大事です。幸いなことに日本では、ＯＤＮＪＰ以外の場所でも自主勉強会が広がっています。その一方で、やり方を踏襲しないでやったがために、失敗例が出るという展開は困ります。リサーチと臨床実践と啓発活動、この三本柱でやっていくしかないと思っています」

普及を阻むバイオロジー志向と屈辱感

　では、全国津々浦々でオープンダイアローグを受けられる日は、いつやって来るのでしょうか。

「率直に申し上げて、それは無理だと思っています。フィンランドですら無理なのですから。今の医療は、圧倒的にバイオロジー（生物学）なのです。精神科医は、どうしても内科医のように振る舞いたいんですよ。その欲望がある限り、バイオロジーは捨てられないと思います。精神科医は、今さら心理士やカウンセラーのようなことはしたくないのです。内科医のように正しい診断をして、正しい治療をすれば治る、という幻想をなかなか捨てられません」

「私は、それは間違っていると思いますが、多くの精神科医はこれ以上、三流の内科医的な立場でいるのは耐えられないので、自分達を一流の内科医に近いものと言いたいのです。一種の屈辱感を持っていると思います。この発想はなかなか変えられないだろうと思います」

「診断は、正直どうでもいいのです。あらゆる症状は困りごとですから、困りごとを分類しても仕方ない。しかし、医学の世界には正しい診断があり、それに沿った治療をするのが当然という考えがあり、ＤＳＭなどの診断基準がそれを補強します」

「世界中の学者が50年以上も研究してきて、いまだに統合失調症もうつ病も、発達障害すらもバイオマーカー（診断に有効な血液検査などの生物学的指標）がないのです。こんなに研究しても見つからないということは、もう無理だと私は思います。無理なことをやらなくても、オープンダイアローグの手法で治療できるわけですから、バイオロジカルな探求ばかりに汲々としていないで、もうちょっと精神療法の力を信じてもいいのではないかと、最近の経験から思い始めています」

「ですから私は、爆発的な普及については懐疑的ですが、ひとりでも多くの患者さんがオープンダイアローグを保険診療で受けられるように、エビデンスを国内でも蓄積しないといけないと思っています。海外のエビデンスは結構出ているのですが、日本でもエビデンスが必要だというのは厚生労働省の方針ですから、日本人向けのエビデンスを積み上げていく必要があります」

ガイドラインを活用して家庭で実践を

オープンダイアローグの手法や考え方を知ると、家庭での対話も実りあるものに変わっていきます。

「ご家族からよく、『どこに行けばオープンダイアローグを受けられますか』と質問されます。そんな時は、『まずはＯＤＮＪＰのガイドラインをダウンロードして、これを参考にご自分たちでやってみてください』と答えています。結局、対話の実践は家に持ち帰って行うものなので、人任せにしないでご自分たちで始めてください、とお伝えしています。そのための手法がガイドラインに全部書いてありますから、これを参考にして、まずは家での会話が対話であるようにして頂きたいと考えています」

斎藤さんは、家庭で対話を行う際の大事な心構えを簡潔に教えてくれました。

「最初から結論ありきの説得や議論は、会話であっても対話ではありません。対話をすること自体が対話の目的です。相手が変わることを目指すのは対話ではありません。変わるという成果は、あくまで対話の副産物なのです。それを忘れずに、豊かな対話を重ねてください」

対話なき日本社会への処方箋

精神医療の根底には、人間に対する信頼や、人間を理解したいと思う熱意がないといけないと筆者は思います。しかし、科学は万能だという誤解がはびこる現代社会の中で、バイオマーカーすらない症候群に対しても、仮説に基づく不確かな薬が半ば強制的に投じられ、症状悪化や副作用に苦しむ人を多く生み出しています。

未熟なバイオロジーに基づく薬の効果は、あっても限定的です。統合失調症を含む多くの精神疾患は、強いストレスや孤立によって生じ、悪化するのですから、社会とのつながりを取り戻す対話こそが一番の薬になるという当たり前の視点を、精神医療の根っ子に据え直すべきではないでしょうか。

オープンダイアローグが証明してきた対話の力は、精神医療の分野にとどまらず、息苦しい日本社会を変えることにも生かせるはずです。日本人が感じている幸福度はとても低く、国連の「持続可能な開発ソリューション・ネットワーク」(ＳＤＳＮ)がまとめた「世界幸福度ランキング２０２３」では１３７ヵ国・地域のうち47位です。Ｇ７諸国中の最下位が毎回の定位置となっています。ちなみに1位は6年連続でフィンランドです。

日本は、一人当たりの健康寿命などのスコアは高いのに、「人生の選択の自由度」や「他者への寛容さ」のスコアの低さが目立ちます。同調圧力で他者に振り回され、多様性を受け入れる寛容さを持てない、ということでしょうか。「いかにも」という結果ですが、これは対話なき社会の末路のようなもので、日本人こそオープンで豊かな対話が必要なのです。

この国のオープンダイアローグへの関心の高さは、対話の欠乏感ゆえ、なのかもしれません。対話実践がメンタルヘルスの分野を超えて、一般家庭、教育現場、企業などにも浸透し、日常の中で自然に活かせるようになれば、日本はもっと生きやすくなるはずです。

COLUMN

精神疾患の在宅支援（ACT）

急性期の統合失調症に劇的な効果があり、精神医療のあり方を変える力を持つオープンダイアローグ。その手法を地域で生かそうと、模索を続けるのが精神科医の高木俊介さんです。オープンダイアローグ・ネットワーク・ジャパン（ODNJP）の共同代表を務めています。

高木さんは、多職種で患者の在宅支援を行う「たかぎクリニック」（京都市中京区）の院長として、症状が重い患者たちの地域生活を支えてきました。こうした取り組みはACT（Assertive Community Treatment）と呼ばれ、京都のイニシャルを加えた高木さんのACT―Kは国内の先駆けとなりました。

薬物療法は「ヨイ。ゼッタイ。」ではない

「僕は精神科医になって40年になります。現在までの後半20年は、日本の医療システムを使ってACTに取り組んできました。地域で暮らす重度の精神障害者を対象に、多職種で、アウトリーチ（出張サービス）で、24時間365日に渡って、医療と生活支援を提供し

ます。症状が悪化するとすぐに精神病院に入れてしまう日本においては、ＡＣＴは最も進歩的な地域精神医療福祉システムだと思っています。中でもＡＣＴ－Ｋは、国内トップレベルのチームケアを提供していると自負しています」

ＡＣＴ－Ｋは、同クリニックと「ねこのて訪問看護ステーション」の連携事業です。利用者全体を視野に入れたチームづくりの他、医師、看護師、作業療法士、精神保健福祉士らが数人ずつの個別援助チームを作り、各利用者の状態やニーズに応じた柔軟な対応を行

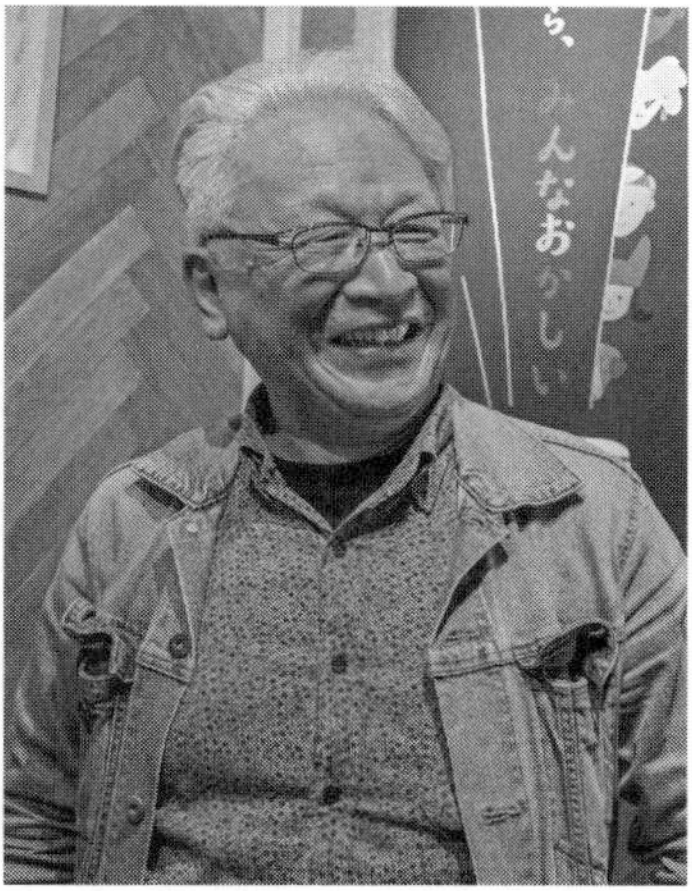

高木俊介《たかぎしゅんすけ》さん

Syunsuke Takagi

たかぎクリニック院長／オープンダイアローグ・ネットワーク・ジャパン共同代表。1983年、京都大学医学部卒。同大学病院や大阪の民間精神科病院勤務を経て、2004年、同クリニックを京都市内に開設。ACT-Kチームを編成して在宅ケアに取り組む。京都・一乗寺ブリュワリー代表取締役会長。著書は『危機の時代の精神医療』（日本評論社）など。

っています。現在は十数人のスタッフが百数十人の利用者を担当しています。同様の組織は、2023年時点で全国に40グループ（コミュニティ・メンタルヘルス・アウトリーチ協会正会員）ありますが、高木さんは課題を次のように語ります。

「ACTは医療が中心ということや、『結局は薬を飲ませるための訪問なのでは』という指摘など、最近は様々な批判も出ています。確かに、僕を含めて精神科医の多くは投薬しかできないので、引っ込んでいるのが一番いい。でも、今の診療報酬制度は医者中心の仕組みなので、これを変えるのはかなり大変です」

高木さんは精神科医の役割を自嘲気味に語りますが、個々の生活環境が見える在宅医療にきちんと取り組むことで、患者や精神疾患の捉え方が変わり、薬物療法は「ヨイ。ゼッタイ。」という固定観念が改まることもあります。これは高木さん自身が経験しています。

「精神科医になって最初の10年は、中規模の民間精神病院で強制医療や長期収容にも関わりました。その後の10年は、大学病院精神科でうつ病、不安障害、そして当時は人格障害と言われていた人たちを外来、入院ともに多く診ました。1980年代には抗精神病薬の大量療法を行い、遅発性ジスキネジア（顔や手足などに自分では止められない動きが現れる）、イレウス（腸管の動きが低下する）、突然死、といった様々な副作用を経験しました。なんとかしたいと思って、アカシジア（じっとしていられずソワソワ動き回る）の臨床研究に取り組んだのですが、薬物療法の必要性そのものには疑問を持ちませんでした」

高木さんの薬物療法に対する考えが大きく変わったのは、２０００年代中頃にＡＣＴを始めてからです。それまで接触機会の乏しかった医療中断の人たちとの出会いがきっかけになりました。

「彼らが医療を拒否し始めた理由の多くは、強制入院、暴力的処遇、意に反した多剤大量処方などへの不信感なのだと知りました。未治療のまま長く過ごしてきた人たちにも会いました。彼らは医学的にみると重症な統合失調症ですが、我々と人間関係ができると必要な援助を受け入れてくれて、薬物療法なしでも自宅で安定して過ごせるのです。とても多くのことを学びました」

「精神科薬物療法の見直しは、20年ほど前から世界の潮流になっています。統合失調症の長期予後が薬物療法の時代になっても変わらないことや、薬物療法を受けていない患者の方が長期予後が良い場合もあるなど、驚きの研究結果が次々と出てきたからです。ところが日本では、こんな情報はほとんど知らされていません。このお粗末な状況の背景には、『薬を売るために病気をつくる』ような、ビッグファーマ（大手製薬会社）への日本人の盲目的な追従があります。新型コロナワクチンでは、接種促進の声しかほぼ上がらなかったことでも分かりますが、日本の大学研究者たちがひどく汚染されているのです」

「日本の精神医療システムは精神病院が中心です。この収容主義的な性格に影響されて、精神障害者への社会の態度は差別に満ちたものになっています。このため社会的資源も社会的絆も育たず、常に薬物療法頼みなのです。精神障害者とラベリングされた途端に、その人は多剤大量の薬物と精神病院への入院を押し付けられ、『生物学的拘束、心理的破壊、社会的隔離』という酷い抑圧を受けてきました」

高木さんは地域の患者たちから多くを学び、やがてオープンダイアローグと出会いました。そして、「24時間365日対応を続けてきたACTこそが、この優れた手法を真っ先に生かせる現場になるはずだ」と考えて、ACT－Kに対話の技法を取り入れました。しかし、今の人員や現行制度では、「複数のスタッフが患者の家に毎日行く」「受診歴のない急性期の人にも迅速対応する」といった体制は組めません。スタッフは既に十分な力を備えているのに、生かし切ることができないのです。こうしたジレンマを抱えながらも、高木さんはオープンダイアローグの効果や考えを広めるための講演活動や執筆活動に力を入れています。

高木さんは、実は「統合失調症」という呼称の考案者でもあります。1937年から使われていた「精神分裂病」という呼称は、人格否定的で患者の社会復帰を阻む要因でもあったため、日本精神神経学会が20世紀末、呼称変更の議論を進めました。高木さんはその中心となり、全国紙でのメッセージ広告掲載（「誰の『精神』も『分裂』してはいないから」）や市民アンケートなどを経て、2002年に高木案が採用されたのです。

「精神分裂病という言葉は実態とかけ離れていました。失調という言葉にすれば、栄養失調や自律神経失調症と同じで回復可能なイメージになります。統合失調症は原因がはっきりした病気ではなく症候群なので、『病』から『症』への変更も行いました。病名によるスティグマ（個人的な特徴によって周囲から否定的にみられ、不当な扱いを受けること）を少しは軽くできたと思っています」

高木さんは、京都の繁華街でビアパブ「ICHI-YA」を開いています。そこで出すクラフトビールも自家製で、左京区一乗寺にある工場「一乗寺ブリュワリー」で製造しています。作り手は才能あふれる2人のブリュワーですが、障害のある人たちが作った麦やホップを使用しています。

「多くの人にきちんと評価されるモノ作りに関わることで、障害者が自分の仕事に誇りを持てるようにしたい」。高木さんのそんな思いから生まれたクラフトビールは、インターナショナル・ビアカップなどで入賞を果たし、新作ビールの味に磨きがかかっています。2023年4月下旬、筆者が2年半ぶりに訪ねた「ICHI-YA」で、高木さんはとてもご機嫌でした。

「実はね、騎手の武豊さんに監修してもらったクラフトビール『武豊』が完成して、京都競馬場で先日売り出したんですよ。これが完売の大人気。精神科医のくせにビールを作って競馬場で売っているんですから、僕、いかれてるでしょ」

そう語る高木さんの背後の壁には、「近寄ってみたら、みんなおかしい」というフレーズがカラフルな色合いで書いてあります。一乗寺ブリュワリーの「フィロソフィー」です。確かに高木さんは「普通」ではないけれど、無難や偽善まみれの社会をあざ笑うかのようなチャレンジは痛快で、話を聞きながら笑い転げる筆者もおかしい。みんなおかしい。だからあなたも、おかしくていいじゃないか。

高木さんには、精神障害者らが生産に関わる京都産クラフトビールを、生八つ橋に負けない京都名物にする夢があります。同様に筆者も、2021年に横浜で立ち上げた精神疾患の人向けの演劇スクール「OUTBACKアクターズスクール」の舞台を、シウマイに負けない横浜名物にしようと日夜活動しています。精神疾患の人たちが持つ個性や能力は実に魅力的で、これを生かさぬ手はないのです。

美味なビールを堪能しながら高木さんと夢を語り合ううちに、京都の夜は楽しくふけていきました。

第４章　うつ病・不安症「砂粒を真珠に変える力」

Yutaka Ono

大野《おおの》 裕《ゆたか》 さん

認知行動療法研修開発センター理事長／ストレスマネジメントネットワーク代表。1978年、慶應義塾大学医学部卒。米国のコーネル大学とペンシルバニア大学に留学。国立精神・神経医療研究センター認知行動療法センター長などを務めた。著書は『はじめての認知療法』（講談社現代新書)、『マンガでわかる認知行動療法』（池田書店）など。

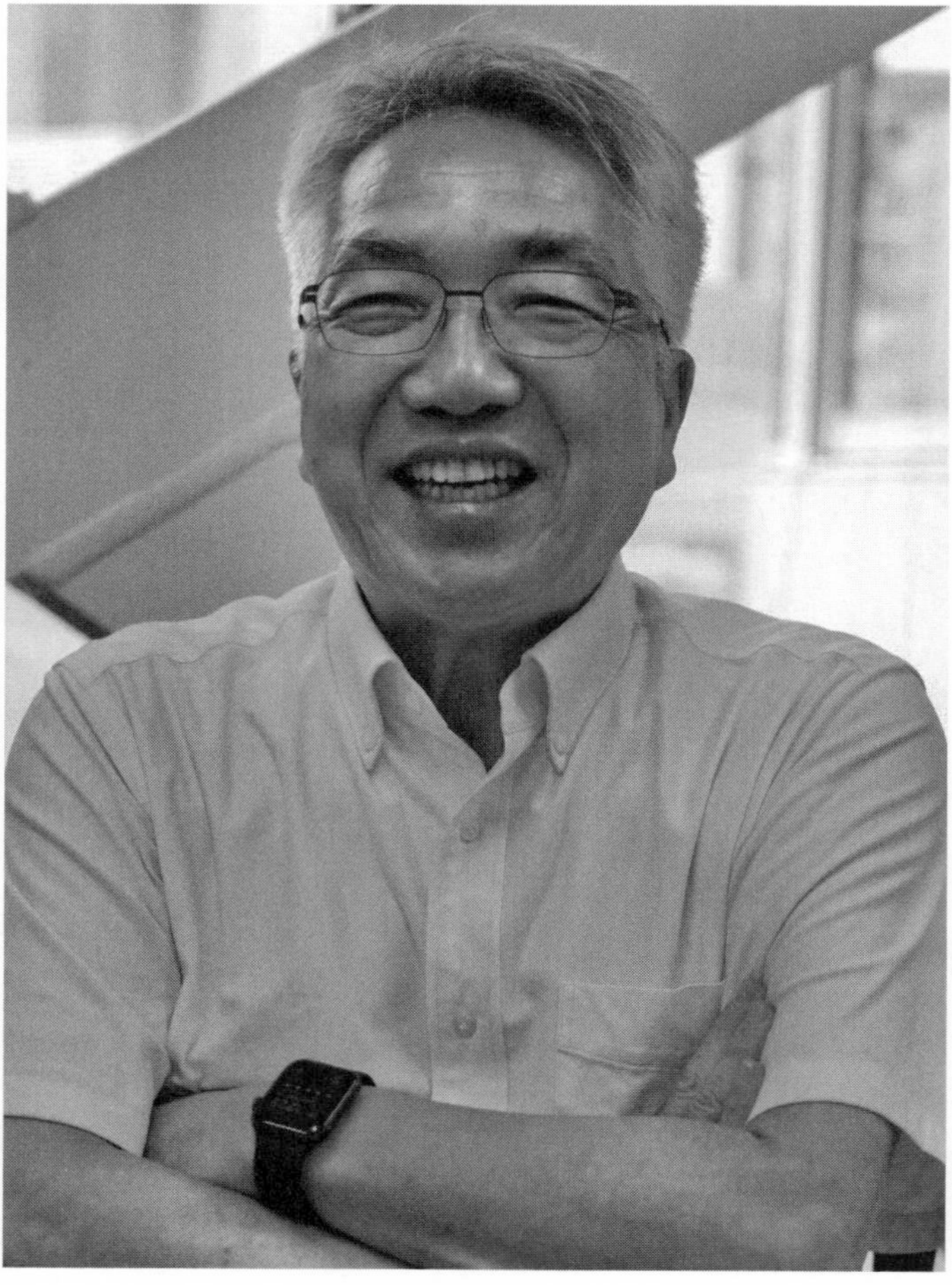

新型コロナウイルス感染症がじわじわと拡大し、社会が戦々恐々とし始めた2020年の初めから、筆者はＫＰ神奈川精神医療人権センター（横浜市磯子区）の立ち上げに関わりました。このセンターは、精神疾患の患者や家族を対象とした電話相談活動や、医療機関との交渉、様々な情報発信などを行う民間組織です。

同年4月には全都道府県に緊急事態宣言が発令され、市民の一部が「自粛警察」と化すなど息苦しい空気に覆われましたが、筆者たちはホームページ開設や仮事務所設置、スタッフ確保などを進め、5月のセンター設立にこぎつけました。パンデミックによる社会の混乱で、メンタルヘルス不調者の増加や入院患者への過度な行動制限などが予想され、柔軟に対応できる民間サポート組織の開設は待ったなしと考えたためです。

同月に開いた設立記念イベントでは、筆者が十数年前から取材でお世話になってきた精神科医の大野裕さんに講師をお願いしました。

30年埋もれていた認知行動療法

大野さんは1980年代後半の米国留学中に、精神科医のアーロン・ベックさんのもとで学び、認知行動療法を日本に導入、普及させた立役者です。この療法は、私たちの認知（ものの考え方や受け取り方）に働きかけたり、行動を活性化させたりして、気持ちを楽にする治療法です。ベックさんが1960年代に創始しました。

患者のこころに何気なく浮かんだ感情や事柄を手掛かりに「無意識」を深掘りしていく精神分析の陰に隠れて、日の目を見るまでに30年近くかかりましたが、実感しやすい「意識」に焦点を当てたこの療法には説得力があり、今では精神療法（心理療法）の世界標準となっています。ベックさんによる開発の経緯を、大野さんが教えてくれました。

「ベックさんは7歳の時に敗血症で生死をさまよったことがあり、以来、病的恐怖や強い不安に襲われるようになりました。特に、病院に行くと当時を思い出して強い不安に見舞われるので、医学部時代はかなり大変だったようです。それを乗り越えた経験が、認知行動療法のヒントになったようです」

「若い頃のベックさんは、精神分析を熱心に学びました。ところが、精神分析家としての自分の見立てと、クライアント（カウンセリングを受けに来た人）の考えていることがあまりにも違うことに気付き、無意識よりもクライアントの意識や考えに注目し始めました。すると、5年、10年とかかる精神分析よりも、クライアントの回復がずっと早いので、独自のやり方に自信を深めていきました。でもその結果、精神分析の世界を追われることになったのです。もし、精神分析の専門家たちがベックさんを受け入れていれば、今のような衰退はなく、精神分析はブレイクスルーを起こせたのではないかとも言われています」

認知行動療法は、日本では、うつ病、不安症（パニック症、強迫症、社交不安症、ＰＴＳＤ）、神経性過食症に有効な治療法として保険適用されています。効果は薬物治療と同等か、疾患によってはそれ以上という報告もあり、高い再発予防効果が期待できます。更に、この療法のスキルは精神疾患の有無を問わず役立つため、企業や教育機関、スポーツ分野などでも活用されています。

移動をマイカーから電車に変えたワケ

大野さんは、ＫＰ神奈川精神医療人権センター設立記念イベントの日、東京の自宅から横浜の会場までマイカーを運転して来てくれました。講演会は、「密」を避けるため入場者数を抑え、参加者同士のグループワークも控えましたが、「こころを軽くするコツ」などの分かりやすい講義は大好評でした。

そこで２０２１年７月にも、横浜の上大岡で大野さんの第２回講演会を開催しました。当日は、前夜の大雨の影響で鉄道ダイヤが大きく乱れたため、大野さんから電車で来場すると聞いていた筆者は心配になり、遅れが比較的少ない路線をメールでお知らせしました。

講演会場は、駅直結の高層ビル12階にあります。その施設名（ウィリング横浜）と、隣の

11階建てショッピングセンターの名称（ウィング上大岡）が似ているので、大野さんがショッピングセンターの何もない屋上（12階相当）に迷い込む騒動もありましたが、どうにか時間通り始められました。

大野さんはこの日、なぜマイカーではなく電車を選んだのか。その思考の過程を明らかにすることから講演は始まりました。

「昨年の講演会に車で来たのは、公共交通機関でのコロナ感染を心配したからです。車を運転して行けば、その間はひとりだから安心だと考えたのです。でもその後、様々な可能性を考えるうちに気付きました。電車内は乗客全員がマスクをしてほとんど喋らない。換気も良好。そこでコロナに感染して重症化するリスクよりも、私のような高齢者が見知らぬ土地で車を運転して重大な事故を起こすリスクの方が、ずっと高いのではないかと」

「今日は鉄道ダイヤが乱れていましたが、早めに出れば間に合うと判断しました。途中で佐藤さんが運行状況を教えてくれて、多くの情報の中から最善のルートを選ぶことができました。最後に隣のビルの屋上に行ってしまいましたけど」

大野さんは直近の体験をもとに、情報収集の大切さを教えてくれました。「こうに違いない」と思っても、別の可能性も考えて情報を集めてみる。すると、他にも選択肢があることに気付く。視野を広げていろいろな選択肢を眺めて、その上で進むべき道を選ぶ。認知行動療法の大事なポイントです。

大野さんはこの講演会で、自粛生活の悪影響にも言及しました。

「新型コロナの感染拡大で、誰もが窮屈な自粛生活を経験しています。私も家にいる生活が続きましたが、テレビを見ているとコロナへの恐怖や不安ばかりが募ります。そしてますます家にこもり、体力が衰えていきます。運動不足はうつの一因となり、適度な運動がうつの回復に役立つことは近年の研究で明らかです。感染予防は大事ですが、行き過ぎると心身の調子を崩します。様々な可能性を視野に入れて、バランスよく考えてみてください。時には過剰な不安を脇に置き、行動してみることも大事です」

やるから元気が出る

やってみたいことがある。でも、色々考えていると不安や迷いが強くなって尻込みしてしまう。そんな時にも、認知行動療法の知識が役立ちます。

「アントニオ猪木さんがよく、『元気があれば何でもできる』と言っていました。でも、認知行動療法では逆の見方をします。『元気があるからやれる』のではなく、『やるから元気が出る』のだと。元気が出るまで待っていては、いつまでも元気が出ないかもしれません。興味を持ったことは、考え過ぎずにやってみる。すると、やっているうちにどんどん面白くなって、元気が湧いてきます」

勉強やスポーツなどの経験を振り返ってみて、大野さんの話に頷《うなず》く人は多いのではないでしょうか。興味はあっても、「どうせ自分には無理だ」「うまくいくはずがない」などと考えて迷っていたことが、思い切ってやるうちに面白くなって、日常が生き生きとしてくる。もし、全然面白くならず自分には合わないと感じたら、やめればいい。それも、やってみたからこそわかることです。

日本が誇る大企業を一代で築き上げた経営者たちは、「とにかくやってみる」ことを重視していました。大野さんは認知行動療法のポイントを説明する際に、経営者たちの言葉をよく紹介しています。

「サントリー創業者の鳥井信治郎さんは、『なんでもやってみなはれ。やらなわからしまへんで』と部下によく言っていたそうです。スズキ、ホンダ、ヤマハなどが生まれた浜松市などの静岡県西部には、昔から『やらまいか精神』が根付いていました。『とにかくやってやろうじゃないか』と、新しいことに果敢にチャレンジする精神です。まず行動することの大切さを先人たちは知っていたのです」

英語で言うと、ＮＩＫＥのスローガンでもある「JUST DO IT.」。行動によって視野が開けてチャレンジ精神に火が着き、不安や悩みを凌駕していく。これは成功の方程式と言えそうです。

自らの意思で行動すると、大変な仕事でもストレスが減る効果もあります。大野さんは「誰かにやらされるとストレスばかりが募ります。自分の意思や裁量で行動をコントロールしている感覚を持つことが大事です」と語ります。

こころが健康な状態であれば、チャレンジ精神や行動力が自然と湧いてきます。ところが、うつ病や不安症に陥ると、何をやるにもうつ気分や不安感が先に立ち、行動できなくなってしまう。そのような時に、認知の方向を「とにかくやってみる」に向け直すのが、認知行動療法の大事な役割になります。

楽観論に無理やり導く方法ではない

もちろん、無鉄砲に何でもやればいいとか、どんな状況に置かれても楽観視することを推奨しているわけではありません。大野さんは、認知行動療法を正しく理解するためのポイントを、わかりやすい事例を交えて教えてくれました。

「例えば、職場の同僚たちが揃って食事に行った時、1人だけ誘われずに落ち込んだ人がいるとします。この人は『みんなが私のことを嫌いだから誘ってくれなかった』と考えて傷ついています」

「その様子を見て心配した友人が、聞きかじっただけの認知行動療法の知識を使って、『そういうふうに考えるから落ち込むんだよ。同僚の人たちは、仕事が忙しいあなたのことを気遣って誘わなかったのでは。そういう風に見方を変えれば、気持ちが楽になるよ』と励ましました」

「この励ましは一見もっともなようですが、よく考えると無理があります。『嫌われている』という考えは、確かに根拠のない思い込みかもしれません。でも、『みんなが気を遣ってくれた』という考えにも根拠はありません」

「この状況ではやはり、嫌われている可能性も十分あるのです。それなのに、『気を遣ってくれた』と楽観視していると、『空気が読めないやつだ』と思われて状況がますます悪化するかもしれません。そしてある時、本当に嫌われていると分かって、更に傷つくかもしれません」

「この例では、誘われなかった人が現実にきちんと目を向けないで、最初から諦めていることが問題なのです。みんなと仲良くしたいのに、実現できずに悩んでいる。『どうせ私なんか駄目だ』と、行動する前に決めつけているのです。このような無意識に湧いてくる考えやイメージを自動思考と呼びます。これが悲観的だと、こころが不安や悲しみなどのつらい感情で占められてしまいます。『どうせ駄目だ』という自動思考をまず自覚して、それから現実に目を向けて、本当に駄目なのか考えてみる。そして、みんなと仲良くするにはどうしたらいいか、工夫してみる。そういうふうに考えや行動を変えて、つらい気持ちの変化を促すのが認知行動療法なのです」

「つまり、考えを変えるのは手段であって、目的ではありません。考えを無理やり楽観的に変えても、問題が解決しなければつらい気持ちは続きます。そのままでは、状況がどんどん悪化していくだけです」

「もうひとつ注意しなければいけないのが、周囲の環境です。心理的な悩みというと、個人の考え方や受け止め方に目が向きますが、問題が環境にある場合も少なくありません。今の例でいうと、職場に問題があって仕事がひとりに偏り、同僚が誘いたくても誘えないのかもしれません。職場にいじめが存在する可能性もあります。そうした場合には個人レベルではなく、職場全体への働きかけが必要になります」

大野さんたちの認知行動療法に批判的な人の中には、「周囲の環境にも働きかける」という部分を無視して、この療法を「全ての原因を個人の考え方のせいにして、環境に無理やり適応させ、社会問題を隠蔽しようとしている」と陰謀論的に語る人もいます。しかし、「社会の問題」を「個人の脳の問題」にすり替えてしまう恐れは、薬物療法を中心とした精神医療全体にあります。「もっと周囲の環境に目を向けよう」という視点は、人のこころと向き合う精神療法があるからこそ、生まれてきます。

強まった3大ネガティブ感情

約3年に及んだ新型コロナウイルス騒動は、私たちのこころにも深刻なダメージを与えました。「感染したら死ぬかもしれない」という恐怖よりも、「感染したら周囲に叩かれる」という不自然な恐怖が上回ったり、友人と対面で話す機会が激減して孤立が深まったり、大人たちの責任逃れのため子どもに過度な感染予防対策を強いたり、相当いびつな状況が続いたためです。こうした危機の中で、大野さんは「人々の3大ネガティブ感情が強まった」と指摘し、こう語ります。

「3大ネガティブ感情とは、不安(恐怖)、うつ、怒り、を指します。私たちが様々な事態に直面した時、真っ先に自然と頭に浮かぶ自動思考が、『どうせ無理だ』『誰も助けてくれない』などの悲観的なもので占められると、こうしたネガティブ感情が強まって柔軟な対応ができなくなります」

「そこで認知行動療法では、つらい気持ちになったり、自分にとって良くない行動をとったりした時の自動思考を明らかにして、それを修正することで、現実に沿った解決ができるように手助けしていきます。現実の情報をできるだけ多く集めて、実際に起きていることとを丁寧に検証していくのです」

不安、うつ、怒り、それぞれの対処法

それでは、3大ネガティブ感情を大野さんの解説でひとつずつみていきます。まず、「不安(恐怖)」の感情が強過ぎる場合の対処法です。

「不安や恐怖という感情の裏には、『これは危険だ』という認知(自動思考)があります。するとと不安な状況を避ける行動をとるようになります。生物として自然な行動パターンですが、危険を強く感じ過ぎたり、危険ではない時にまでアラームが鳴ったりすると、本当に危険かどうかの確認ができなくなり、不安がますます強まっていきます」

「この場合に問題なのは、不安や恐怖という感情そのものではなく、それを生じさせている『これは危険だ』という認知の仕方です。危険を現実以上に大きく判断しているのです。すると、自分自身の対処能力や周囲の手助けを過小評価してしまいます。本当は近くに助けてくれる人がいたり、自分の力で切り抜けたりできるのに、冷静な判断ができなくなってしまう。その結果、ますます不安になり、逃げに入るのです。この逃げを克服するためには、実際に行動して確かめてみる、そこに足を踏み込んでみる、ということが大事です。実際にやってみたら、思ったよりも楽だったということは多く、やってみなければ

わからないのです」

続いて、「うつ」への対処法です。

「うつは、家族、友人、信頼、人間関係、仕事などの『大切なものを失くした』という認知から生まれます。大事なものを失くしたから気持ちが沈み込み、失敗したという思いにとらわれます。少し休んで自分の体勢を立て直して、エネルギーを作らないといけません。これも自然な心理ですが、身体の行動が減ると気持ちがますます沈み込みます。楽しいことや、やりがいのある行動が減ると、こころの元気が失われていくのです。すると、『自分はダメ人間だ』『自分の力ではどうにもならない』という思考が強まり、どんどん落ち込んでいきます」

「まずは、自分に寄り添う視点が大事です。『こういう時に落ち込むのは自然なこと』『今は活動を抑えてエネルギーを貯める時期』と考えるようにして、楽しみや、やりがいを得られる行動を少しずつ増やしていきます。そして適切な情報を集めて、目の前の問題をひとつずつ解決していきます。解決策はひとつではありません。いろいろあります。選択肢をなるべく多くして、その中から良いものを選んで解決していく。そうすることで、うつ気分は軽くなっていきます」

「落ち込んだ時は、考え過ぎということも起こります。それに気付いた時は、『体を動かして考えを止める』、あるいは、『楽しい体験を思い出して頭でその考えを止める』という対処法が有効です。悩みを全部抑え込むのは難しいので、『悩み時間』を作る方法もあります。その時間までは悩まないようにして、『悩み時間』を10分、20分と決めておくと、悩まない時間を増やしていけます」

最後は、「怒り」についてです。

「怒りは、『自分のテリトリーに侵入された』という認知から生まれます。自分の領域にズケズケと踏み込まれると、『ひどいじゃないか』と腹が立って、攻撃的になります。攻撃姿勢は相手にも移り、こちらがムッとすると相手もムッとします。すると、『ひどいことをしたくせにとんでもないやつだ』とますます腹が立ってきて、関係がギクシャクしていきます。でも、怒りという感情が悪いのかというと、そうでもなく、怒りはエネルギーでもあります。腹が立つから頑張ることができる。カッとなった状態がずっと続くことはないので、その瞬間の感情に上手に波乗りするようなイメージが、怒りのコントロールでは役立ちます」

「そのためには、自分が怒りを感じていることに気付くことが大切です。気付く前に手を出さない、足を出さない、ということです。そして、強い感情をうまくやり過ごして、『自分はこうなって欲しい』という思いを相手にきちんと伝えるコミュニケーション術が大事になります。敵対的、友好的という感情は、相手に同じ感情を引き出します。嫌な相手でもニコッと挨拶すると、相手もニコッと返してくれます。そこから新しい関係が生まれるかもしれません」

不足する優れた専門家たち

認知行動療法は、思考のバランスをとってこころを軽くする「認知再構成法」、行動を通してこころを軽くする「行動活性化法」、問題を上手に解決する練習「問題解決技法」、期待と現実とのギャップを埋める「状況分析」、自分の気持ちを上手に伝える練習「アサーション」、自動思考の背景にある考え方のクセを変える「スキーマ修正」、筋肉を意識的に緊張させた後に力を抜く漸進的筋弛緩法などの「リラクゼーション法」、といった技法を組み合わせて行います。面談で進める方法だけでなく、患者自身が感情などを書き出していく方法も用います。

例えば、「認知再構成法」では7項目に分けた思考記録表に、①気持ちが動揺した出来事 ②その時の気分や感情(程度の数値も記入) ③自動思考 ④自動思考を裏付ける事実 ⑤自動思考とは矛盾する事実 ⑥バランスのよい別の考え方 ⑦別の考え方をした後の気分や感情、を順に記入していく「コラム法」がよく用いられます。

認知行動療法の保険診療は、1回30分以上のセッションを最大16回まで受けられます。個別対応だけでなく、複数の患者が参加する集団認知行動療法もあります。

認知行動療法の需要は高まるばかりですが、カウンセリングの専門家である心理士が行うと、保険適用になりません。2017年に公認心理師法が施行され、心理職の国家資格ができましたが、心理相談行為は医療外の業務と位置付けられ、看護師のような診療補助行為とは見なされていないことが影響しているようです。

現状では、医師（精神科医でなくても可能）が行う場合と、医師と看護師が共同して行う場合に保険が適用されます。しかし30分以上行っても、医師単独で4800円、看護師と共同で3500円と診療報酬が高くないので、保険診療に対応する医療機関は限られています。

医師、看護師らの技術差も課題となっています。大野さんは現在も後進の指導にあたっていますが、経験豊かな指導者がまだ少ないこともあって、優れた専門家を多数輩出するには至っていません。認知行動療法はかなりマニュアル化されているので、関わる医師や看護師の質は大して影響しないように思われがちです。しかし、次のような高度な支援技術が必要とされています。

①悩んでいる人の症状だけでなく、精神医学的な問題が生じた原因や、問題を持続さ

せている要因を理解する。

②同時に、その人の生まれ育ちや、どのような心理的課題があるのか、その人はどういう特徴があって強みや長所はどうなのかなど、マイナス面だけでなくプラス面もみていく。

③その上で、その人がどうなりたいのかを一緒に考える。それを妨げている要因があれば、取り除く手立てを見つけていく。

確かに、基礎を少し学んだだけで一朝一夕にできることではなさそうです。大野さんは「認知行動療法には、認知に働きかけるアプローチと行動に働きかけるアプローチがあります。考えが変われば行動が変わり、行動が変われば考えが変わるためです。専門家は、場面に応じて認知的技法と行動的技法を使い分ける必要がありますが、このような基本的な部分でも、適切に判断するのはなかなか難しいのです」と語ります。

IT活用で浸透めざす

そこで大野さんは、欧米で先行するIT技術を生かした認知行動療法の国内導入に力を傾けてきました。コンピューターの活用で、認知行動療法の基本形を正しく提供する機会が広がり、専門家不足を補えると考えたためです。まず市民向けのWebサイト運営から手を付けて、医療機関でのデジタルセラピー実用化研究などを進めていきました。

「考え方を整理する、現実をみる、行動を変える、気分転換をする、日記をつける、などの認知行動療法で使うスキルは、私たちの日常の知恵とあまり変わりません。そのため少ないマンパワーでも、ＩＴを活用して工夫すれば効果を期待できるのではないかと考えました。実際に、それは可能だと海外で報告されるようになり、10年以上前に私費で立ち上げたのが、幅広い層を対象としたＷｅｂサイト『認知行動療法活用サイト〜こころのスキルアップトレーニング〜』(ここトレ)です」

このサイトは年会費１５００円(税別)で、認知行動療法の考え方や基礎を実践的に学べます。大野さんからのメルマガが毎週末に届き、スマホでも利用できます。こうしたＩＴを用いたメンタルヘルスサポートは最近、急速に拡大してきました。一部の職域や学校などではセルフケアを目的に、「ここトレ」の活用を始めています。

筆者は以前、運動部の活性化を目的に「ここトレ」を導入した群馬県の桐生第一高校を取材したことがあります。「考えを切り替えるコツが分かって不安が減った」「試合中の緊張を楽しめるようになった」などと生徒たちに好評で、実際、野球部やサッカー部などの大会成績がかなり向上していました。

「認知行動療法を幅広い年齢層のセルフケアに生かしてもらうには、分かりやすく伝えることが大事です。私は4つのステップに整理してお伝えしています。変化に気づく、ひと息入れる、考えを整理する、期待する現実に近づく、の4つです。社内研修で認知行動療法の基礎を学ぶと、メンタルヘルスに問題がない人でも、ますます自信を持てるようになるという研究結果が出ています。研修後もWebを使って自己学習を続けると、効果が持続することも分かってきました」

医療機関でのデジタルセラピーも広がり始めています。コンピューターを活用しながら対面で進行するハイブリッドな方法は、「ブレンド認知行動療法」と呼ばれています。医師らが患者と向き合って行うスタイルは従来と同じですが、パソコン画面に表示される手順に沿って面接を進めるのがポイントです。この方法のどんな点が優れているのでしょうか。

「認知行動療法の基本や、次に行うことをパソコンが順番に表示してくれるので、対面する医師や看護師は患者さんの反応をみたり、より良いサポートを考えたりすることに集中できます。これは、外科医の手技を補佐するロボット手術ダビンチの精神科版だと考えています。この段階からパソコンを使うと、スマホを用いた自己学習にもつながりやすいので、結果的に治療成績がよく、ドロップアウトを防ぐ効果も確認されています。ブレンド認知行動療法は今、国内の多くの大学が参加する研究で効果の検証を行っています」

進化するAIチャットボット開発

大野さんはセルフケアの新たな手法として、進化するAI技術を活用したチャットボット開発にも、複数の企業と共同で取り組んでいます。AIチャットボットとのやり取りを通して、認知再構成法や行動活性化法などを手軽に体験できる仕組みです。「こころコンディショナー」という名称で、スマホやパソコンを使って無料で利用できます。「ストレスがすごく溜まっているのに話せる相手がいない」というような人が対象ですが、特に悩みはない人でも、試しに使ってみると発見があるかもしれません。

「話をするAIチャットボットは現在の音声技術では難しいので、テキストベースで作りました。AIは文脈を読んで何かをするのは苦手です。しかし、悩みを解決するのに一番大事なサポートは、答えを見つける手助けをすることです。ご本人にうまく寄り添って、答えを見つけるための刺激を与えることはAIチャットボットにもできるのではないか。そう考えて作り始めました」

筆者は無料公開版(2023年夏時点)を試してみました。ニックネーム、年齢、性別を登録してチャット画面に進みます。すると、「今回はどんなことをしてみたいか、教えてもらえますか?」の質問と共に、①「困っていることについて話したい(考えに目を向けて気持ちを整える)」②「モヤモヤした気持ちをはきだしたい(言いたいことを好きなだけ書く)」③「生活を充実させたい(充実させる行動を考える)」の3つの選択肢が示され、ひとつを選んで進めていきます。

例えば、①を選ぶと、AIは「ではまず、あなたが困っていることについて書いてください」と応え、書き方の例を示してきます。筆者が「仕事がつまらない」と書くと、「なるほど、そんなことがあったんですね」「では次に、そのことがあってあなたはどのように考えたのか教えてください」と反応。「会社を辞めたい」と書くと、その時の気持ちに一番近いものを、「落ち込んだ」「不安になった」「腹が立った」「それ以外の気持ちになった」の中から選ぶように求めてきました。

これを選択して更に進めると、5秒間の深呼吸の提案などの〝気遣い〟もあり、視野を広げるコツなどをリラックスした状態で学べました。AIの受け答えはマニュアルっぽくて、チャットゆえのそっけなさも感じますが、それが良いと感じる人もいるでしょう。進化が楽しみです。

「2020年5月に無料公開したところ、最初の3ヵ月で約1万5000件の訪問がありました。アンケート回答者の82・5%が、『継続的に利用したい』と回答し、有害事象はありませんでした。東京都の自殺対策のホームページの他、多くの自治体のホームページにリンクを張っていただいています。開発中の有料版では、セルフチェックができたり、メルマガが届いたり、自分の経験を整理して振り返ったり、健康問題に関連した新聞記事が出たり、といった機能を追加したいと考えています」

ただし、このような形でのAI活用には、違和感や抵抗感を抱く人もいると思います。プライバシー保護の観点のみならず、「人間関係がますます希薄になる」と心配する声もあがりそうです。しかし、大野さんはAIの普及によって、「人と人とのつながりが逆に深まる可能性もある」とみています。

「私は最近、AIを人と人との交流のきっかけづくりにもできるのではないかと思うようになりました。『こころコンディショナー』を使っているうちに他の人と話したくなった』という声が結構あったからです。やはり私たちには、リアルな交流が必要なのです」

メンタルヘルスの不調は多くの場合、他人との関係の中で起こり、他人との関係の中で癒されます。AIの進化で極めて窮屈な管理社会が到来する恐れもありますが、人と人とがリアルにつながる価値を再発見する人が増えれば、思いがけない新たなムーブメントが起こるかもしれません。

武道で学んだ生き抜く力

大野さんの著書といえば、20万部を超えるロングセラー『こころが晴れるノート』(創元社)など、認知行動療法の分かりやすい解説本が知られていますが、変わり種もあります。2020年に出版された『「心の力」の鍛え方〜精神科医が武道から学んだ人生のコツ』(岩崎学術出版社)は、生き抜く力を空手から学んだ経験などを赤裸々に綴った異色の内容です。

大野さんは慶應義塾大学医学部を卒業して、米国コーネル大学などに留学しました。そこで当地のトップクラスの精神科医たちと交わり、認知行動療法を習得して日本に持ち帰った現代版遣唐使のようなエリートです。そのため、多くの人から「順風満帆なリア充」「悩みとは縁遠い人生」などと〝自動思考〟されそうですが、大野さんはなんと、高校1年の時に落第しているのです。同書にこう書いています。

「そのころの私は、何事にも自信がもてないでいました。何をやってもうまくいかず、学校の成績も極端に悪く、自分は何も満足にできない人間だと考えていました」

どん底から這い上がれたのは、信頼して何も言わず支えてくれた両親、普通に接してくれた年下の同級生たち、辛抱強く指導してくれた恩師、などの存在が大きかったそうです。そして、高校入学から約2年が過ぎた頃、人生を大きく変える空手と出会ったのです。

「ケンカが強くなりたい」。神社の境内で見つけた空手道場に通い始めたのは、そんな単純な動機からでした。「なぜか、直ぐに上達できると思ったんです」。ところが、簡単そうに見える突きなどの動きも先輩のように綺麗にできません。何度繰り返してもうまくいかないので、投げ出したい気持ちに襲われました。その感情をぐっとこらえて練習するうちに、何かの拍子にうまくいく瞬間があったのです。

「偶然成功しただけかもしれませんが、それで気持ちが少し楽になって、稽古を続けたいという思いになりました。お固く言うと、成功体験で報酬系と呼ばれる脳の神経ネットワークが刺激されて、意欲が出てきたわけです」

「不動心」の意味

メンタルヘルスの不調時に表れる特徴的な考え方を、大野さんは「『どうせ』の魔術」と呼びます。学校の成績が悪くなると、「どうせ自分なんかだめだ」と考えて勉強しなくなり、成績がますます下がって気力が萎えていきます。これが、「『どうせ』の魔術」です。大野さんは、空手の稽古でこの魔術を振り払うことができました。同書にこう書いています。

「『どうせ』の魔術から自分を取り戻すには、（中略）辛くても自分の力でその状況から抜け出すことができたという体験をすることが役に立ちます。そのとき、大げさな成功体験ができれば良いのですが、そうしたことはあまりありません。ですから、ちょっとした成功体験で十分ですし、それを繰り返し体験できれば、気持ちはますます元気になり、自信もわいてきます」

「もちろん、そうなるまでには時間が必要です。つらくて投げ出したくなります。でも、あきらめないことです。あきらめなければ、必ずチャンスがめぐってきます」

空手を通して自分を信じる気持ちが高まった大野さんは、複数回の不合格にもめげず、目指す慶應義塾大学医学部に合格しました。米国留学も、当初は言葉の壁や人種差別などで順調とはいえませんでしたが、「せっかくの留学体験を意味のあるものにしたい」ともがいたことが、アーロン・ベックさんとの出会いにつながりました。

「もし留学生活が順調に進んでいたら、認知行動療法に出会うことはなかったと思います。たくさん失敗したおかげで、今の自分があるのだと思います」

大野さんは武道から、「こころのしなやかさ」を学んだと言います。「迷いや悩みは、こころを一ヵ所に止めてしまいます。禅僧の沢庵宗彭《たくあんそうほう》が記した『不動智神妙録《ふどうちしんみょうろく》』をはじめとする数々の武道の教えは、過剰なこだわりからこころを解き放ち、状況に応じてこころを自由自在に動かすことで、本来のこころの力が発揮できると伝えています。全体を俯瞰しながら、目の前の問題に柔軟に取り組む姿勢が大事なのです」。

武道では「不動心」を重視します。どのような場面でも動揺しないこころのように思われがちですが、「それは鈍感なこころでしかありません」と大野さん。「不動心」を「とらわれない心」と言い換えて、こう説明します。

「どのような武道に携わっていても、危ない場面はすぐに察して、上手にさばいて身をかわす。逆に、好機だと判断した時には、見逃さず間髪を入れずに攻め込んでいく。このように、柔軟にとっさの反応をしながら、自分を見失わないのが武道の神髄です」

なるほど、イメージがつかめてきました。状況に応じて臨機応変に心身を動かし、その結果として、常に自分を保ち続けるのが不動心なのですね。何か起こった時に視野狭窄《しやきょうさく》にならず、様々な情報に目を向けてベストな道を探り、人生を自分でコントロールする感覚を取り戻す。そんな認知行動療法の考え方と、かなり似ている気がします。大野さんは、「認知行動療法の中に武道の教えと共通するものを感じたから、私は強く魅かれたのだと思います」と語ります。

茶の湯セラピーの「緩」

現代社会では、あらゆる行為のマニュアル化が進んでいます。誰もが標準的な仕事をこなすためにマニュアルは有効です。武道でも型が重視され、型を徹底的に練習すれば実戦力が磨かれると考えられています。ただしこれも、「度が過ぎてはいけない」と大野さんは言います。「型を徹底的に習得した上での型破りが必要なのです。宮本武蔵は、『構えありて構えなし』と伝えています」。

武道は緩急も重視します。これは日常生活でも有効で、大野さんは同書にこう書いています。

「必要なときに最大限の力を発揮できるようになるためには、生活に緩急をつけることが大事です。自分の使命を果たすために一所懸命に準備をしながら、同時に適度に力を抜く勇気を持つ必要があるのです」

「真剣に自分の課題に取り組んでいるときに立ち止まるのは、無駄なように思えます。不安にもなります。しかし、そのようなときこそ無駄に時間が過ぎる体験をすることが大事なのです。そのようにすることで、具体的な問題が見えてくると、それに対する対応策を考えることができます。何もしないことで頭が自由になって、思いがけない気づきが生まれることもあります」

こうした「緩」を学ぶ機会として大野さんが勧めるのは、戦乱の時代に京都で発展した茶の湯です。

筆者は、2015年に大野さんの紹介で「茶の湯セラピー」を体験取材しました。場所は京都市上京区の町屋。夜の帳が下りて真っ暗になった茶室に、和ろうそくが1本灯ります。そこで20分ほど、1人で集中して過ごします。和ろうそくの規則的な瞬きが目を閉じても感じられ、亭主が天気に合わせて選んだお香が嗅覚をくすぐります。聴覚には窯の鳴る音。湯の温度によって、岸波、遠波、松風など6段階に変化していきます。

外界を遮断し、感覚に身をゆだねる心地よさ。やがて亭主が戻り、深呼吸をしたり、意識を茶室の内や外に振り向けたりしながら、セラピーは進んでいきます。そして最後は、季節に合わせた茶器でお茶とお菓子をいただき、味覚と触覚も満足。ゆったりした時間と空間の中で五感が適度に刺激され、意識が「今」にだけ自然と向くことで、深い癒しを得ることができました。

五感に意識を集中させて雑念を振り払い、過去や未来ではなく「今この瞬間」と向き合うトレーニング法といえば、マインドフルネス瞑想が近年注目されています。認知行動療法は、こうした手法も取り込みながら発展し続けています。

不快な体験を宝物に変える

大野さんは同書を締めくくるエピソードとして、真珠貝と砂粒の話を紹介しています。真珠貝は、海水と一緒に体内に入り込んだ不快な砂粒を吐き出せません。そこで、砂粒をなめらかな物質で包み込むことで共存をはかり、やがて美しい真珠に変えていきます。不快な体験を人生の宝物に変える、メンタルヘルスの極意のような現象です。

大野さんの人生にも、トゲトゲした砂粒がいくつも侵入しましたが、武道で養ったこころの力によって、認知行動療法という名の大きな真珠に変わりました。その真珠には、あなたを悩ませる砂粒を新たな真珠に変えるヒントがたくさん詰まっています。

COLUMN

認知行動療法の最終進化系CT-R

諦めに縛られた人の夢や希望を回復する

認知行動療法の創始者アーロン・ベックさんは、2021年11月に100歳で亡くなりました。晩年は緑内障を患って失明状態となり、脚の衰えもあって車いす生活に。それでも第一線の臨床家や研究者たちとの交流を絶やさず、精神療法をさらに役立つものにするための挑戦を続けました。

ベックさんが最後の力を注ぎ込み、亡くなる2日前まで仕事に取り組んだのがCT-Rです。「リカバリーを目指す認知行動療法」と訳されます。ベックさんが直接手掛けた認知行動療法の最終進化系で、従来型ではうまく対応できなかった重い統合失調症などを対象としています。

2023年5月末には、愛弟子の大野裕さんらが監訳したCT-Rの日本語版テキスト『リカバリーを目指す認知療法——重篤なメンタルヘルス状態からの再起——』（岩崎学術出版社）が発売されました。ちなみに、認知療法と認知行動療法は現在では同じものです。大野さんによると、「ベックさんが認知療法の名にこだわり続けたので、今回の翻訳版のタイトルはその意思を尊重しました。もちろん、CT-Rにも行動療法の考えが多く生かされています」とのこと。CT-Rの特徴について、大野さんは次のように語ります。

「うつ病や不安症などを対象とした従来の認知行動療法では、ネガティブな感情にまず目を向けて、認知や行動を変えようとします。しかし、幻聴や妄想が続いている重い統合失調症の人の認知や行動を変えるのは困難です。そこでベックさんが注目したのが、適応モード（生き生きとなれる行動）とアスピレーション（夢や希望など自分にとって大事なこと）です。患者さんの中にあるポジティブな面を見つけて伸ばすことで、リカバリー（適応モードの回復）につなげようと考えたのです」

CT-Rの開発のきっかけは、米国の行政関係者からの相談だったそうです。

「既に80代半ばになっていたベックさんのもとに、精神科の長期入院を解消できないことに悩む州の担当者がやって来て、長期入院の人にも生かせる認知行動療法の開発を求めました。日本では、米国の精神医療は優れていて、長期入院や地域生活の問題は解消しているかのように語られがちですが、それは都市伝説です。精神疾患への偏見は根強く残り、病院を出て地域に戻っても仕事に就けず、ホームレスになる人が目立っています。困窮の果てに罪を犯し、刑務所に入る人が少なくありません。病院の患者さんたちのリカバリーを促進することで、こうした負の連鎖を止めたいと考えたベックさんは、再び挑戦を始めたのです」

CT‐Rの中で特に重要な言葉は、適応モードとアスピレーションの他に、チャレンジ（乗り越えることを目指す症状）とコネクション（つながり）です。

長期入院の患者が対象の場合、支援者はまず、彼らの適応モードを探します。普段は活気がなく孤独に過ごしている人でも、見違えるほど元気になる時があります。例えば、音

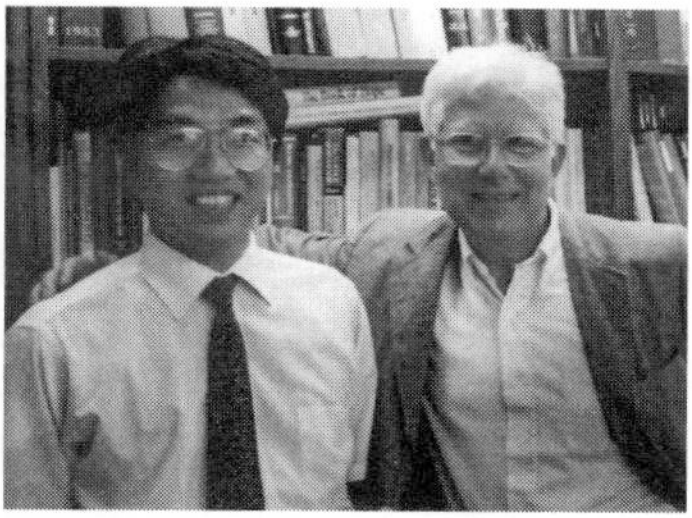

アーロン・ベックさん（右）と大野裕さん（1987年撮影、大野さん提供）

アーロン・ベックさん

Aron Beck

認知行動療法の創始者。イエール大学で医学博士の学位を取得し、精神分析の研究を経て、1963年にうつ病の認知療法を考案。ペンシルバニア大学教授を務めた。米国医学会最高賞のラスカー賞を受け、ノーベル賞候補にも。2021年、100歳で逝去。著書は『愛はすべてか』（金剛出版）、『リカバリーを目指す認知療法』（共著、岩崎学術出版社）など。

楽活動、テレビでのスポーツ観戦、誕生日パーティなどです。１人以上の他者とつながり、お互いにとって実りあるアクティビティに参加している時に、人は誰でも適応モードになります。ＣＴ－Ｒで使うリカバリーという言葉は、この適応モードの回復を意味しています。

適応モードの時間が次第に増えるように支援者が関わると、患者との関係が深まり、胸に秘めていたアスピレーションが語られるようになります。そして、夢や希望に近づく取り組みを行いながら症状を乗り越えて（症状はあっても振り回されないようになる）、周囲の人たちとのつながりを強めていきます。服用薬が多過ぎるとリカバリーの妨げになるので、医師が処方を見直すきっかけにもなります。

ベックさんたちは、感情の鈍麻や意欲の欠如が起こる統合失調症の陰性症状についても、どうにもならない脳の不調ではなく、「ネガティブな思い込みや孤立による気力低下」という見方をします。塞ぎ込んでいた患者の「コーヒーを飲む」という小さな習慣を手掛かりに、この適応モードを伸ばして実りある会話を増やし、リカバリーにつなげたこともあります。

見た目はわずかな変化でも、他者とつながることで、患者のこころの中では大きな変化が起こっています。ＣＴ－Ｒのテキストでは、支援者に「明るく、粘り強くあり続ける」

「進歩が遅くても、くじけない」「もしその人が退却したときには、もう一度、適応モードにアクセスしてエネルギーを高める」ことなどを求めています。

小さな変化をきっかけに大きく変わった患者のエピソードを、大野さんがひとつ紹介してくれました。

「従来の認知行動療法ではうまくいかない患者さんと向き合っていた支援者が、たまたま目の前にあったコップを差し出して、『もし中がカラだったら何を入れますか』と尋ねました。すると患者さんは、『ピンクや白の貝殻』と答えて、『下に車を付けておもちゃの自動車にする』などと会話が広がっていきました。この患者さんの強みはクリエイティブな力だったのです。これを伸ばす支援が行われて、患者さんは認知も行動もポジティブに変わっていきました」

妄想がチャレンジ（症状）である患者にもCT-Rは有効です。「私は神である」などの誇大妄想の背景には、「私には能力がない」「私には価値がない」「人は私のことを見下し拒絶する」「私は何ひとつ価値のある貢献をすることはない」などの思い込みがあります。また、「私は迫害を受けている」などの被害妄想の背景には、「私は無力だ」「私は弱い」「私は安全ではない」「人は信用できない」「世界は危険だ」などの思い込みがあります。適応モードとアスピレーション、そして周囲とのつながりの強化によって、こうした思い込みを修正できれば、安心感が高まってリカバリーにつながるのです。

CT-Rでは、リカバリーマップという表を使います。「適応モードにアクセスし、エネルギーを高める」「アスピレーション」「チャレンジ」「ポジティブ行為とエンパワメント」の各項目に、患者の特徴を記入しながら支援を進めていきます。

ベックさんたちは、「諦めに縛られた病院スタッフの認知を変える」ことも重視しました。精神科病院を訪問して、「この病院で一番重症な人は誰ですか」と尋ね、その患者にCT-Rを行ってリカバリーを実証したのです。「どうせ回復しない」と思い込んでいた病院スタッフたちは驚き、以後、CT-Rの手法で患者たちと積極的に関わるようになったそうです。10年以上も入院し続けている患者が4万4000人（2022年6月30日時点）もいる日本の精神科病院でも、今すぐに取り入れて欲しい手法です。

大野さんは「まずポジティブな面に目を向けて、安心できる人たちとのつながりの中で適応モードを回復していくこの手法は、病気の有無を問わず日常でも生かせます。様々な分野の人たちに活用してもらえるように、情報を発信していきたい」と話しています。

第5章　ひきこもり「病的から新たなライフスタイルへ」

Takahiro Katou

加《か》藤《とう》隆《たか》弘《ひろ》 さん

九州大学大学院医学研究院精神病態医学准教授。2000年、九州大学医学部卒。同大学病院や民間精神科病院で研修を受け、2005年から精神分析訓練と脳科学基礎研究を同時に始める。米国ジョンズホプキンス大学「日米脳」派遣研究員などを経て2021年より現職。気分障害ひきこもり外来担当。著書は『みんなのひきこもり』（木立の文庫）など。

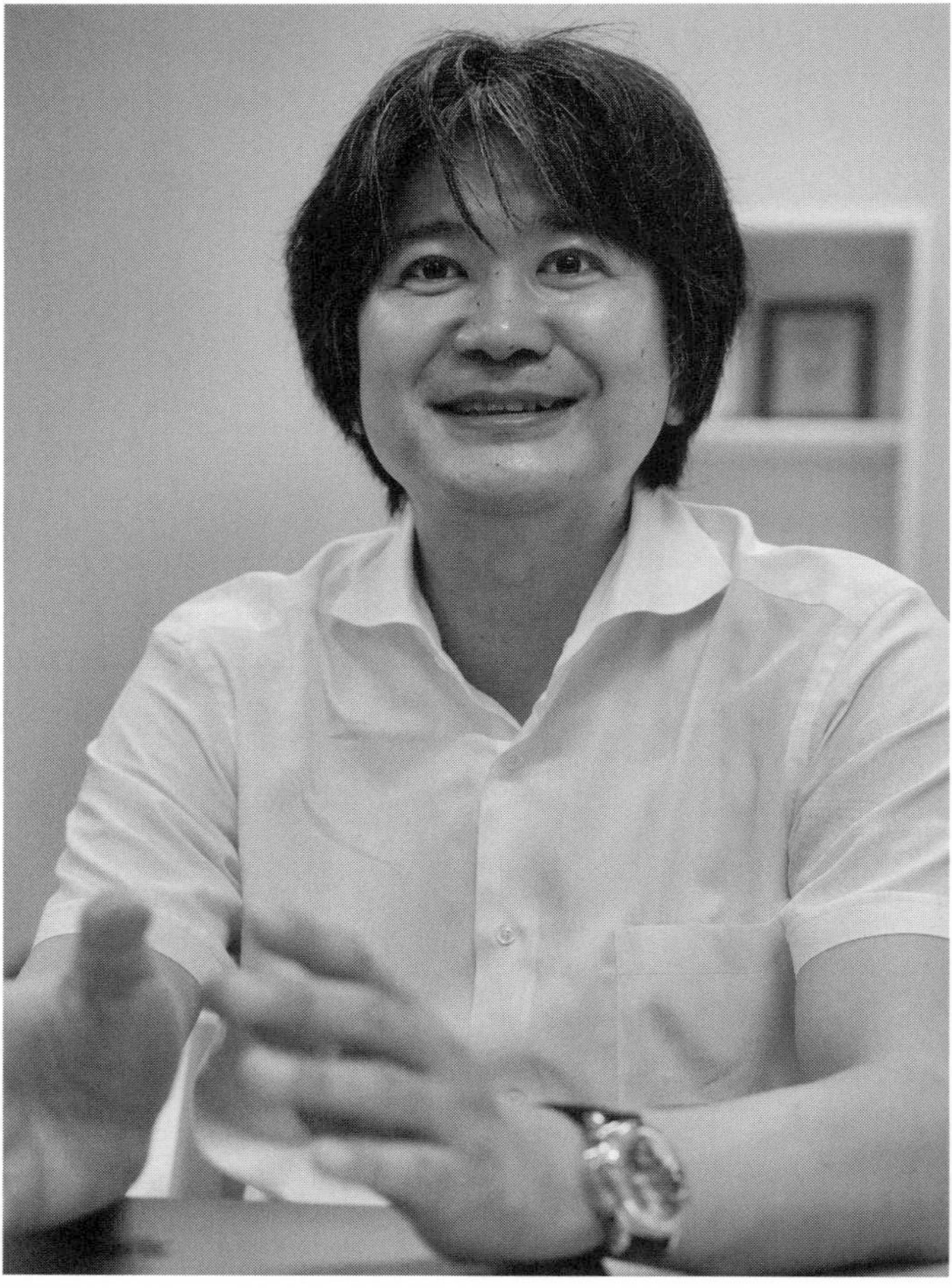

「もしもドラえもんが未来から来ていなければ、のび太はひきこもりになっていたはずです」

ひきこもり研究で世界をリードする精神科医の加藤隆弘さん（九州大学病院気分障害ひきこもり外来担当）は、国民的アニメを独自の視点でみています。原作のエピソード「未来の国からはるばると」（てんとう虫コミックス・ドラえもん第1巻）によると、のび太の孫の孫にあたる22世紀のセワシくんがドラえもんを20世紀に送り込んだ理由は、成人したのび太が会社経営に失敗して多額の借金を負い、子孫までも返済に追われる負の歴史を変えるためです。タイムパトロールに見つかったら大目玉を食らいそうなその歴史改変工作は、のび太の不登校を防ぐことから始まっていたという分析は、確かに納得できます。

加藤さんも仕事柄、不登校やひきこもりの長期化を防いだり回復させたりします。しかし、ひきこもりを「あってはならないもの」と目の敵にしたり、何でもかんでも「病気」と扱って治療を強制したりするわけではありません。自身も大学生の時、「プチひきこもり」になった経験がある加藤さんは、当時をこう振り返ります。

「私は身長が高いので、誘われてラグビー部に入ったのですが、そもそも運動音痴なので練習についていけず、骨折を言い訳にして幽霊部員になりました。それ以来、先輩に出くわすのではないかと不安で、キャンパスに行けなくなってしまったんです。でも、友人たちのおかげで激安なとり料理屋と雀荘には行けましたし、講義ノートを見せてもらって落第の危機を乗り越えることができました。本格的なひきこもりに陥らずに済んだのは、仲間たちと楽しく過ごせたとり料理屋と雀荘のおかげです。私には外に居場所があったんです」

加藤さんにとって、プチひきこもりは良い人生経験となり、精神科医としても有益な体験になったようです。ひきこもりは悪いことばかりではありません。ひきこもらずに試練に耐え続けることで、事態がより悪化する場合もあります。ただし、良くないひきこもりもあります。加藤さんは「病的なひきこもりかどうかを見極めることが大事」と語ります。

ひきこもりながらもネットで対人交流

では、病的なひきこもりとはどのような状態なのでしょうか。加藤さんは２０１５年、九州大学精神科神経科名誉教授の神庭重信さんや、米国オレゴン健康科学大学の精神科医アラン・テオさんらと共同で、病的ひきこもり診断のための面接法を開発しました。その一環で、次の４つの基準を６ヵ月以上に渡って満たした人を、病的ひきこもりと定義しました。

基準Ａ　身体的ひきこもり（ほぼ毎日、ほぼ１日中家にいる）

基準B　社会参加の回避（学校や職場などの社会的状況をほぼ回避する）
基準C　社会的関係の回避（家族や知人との直接的な交流を回避する）
基準D　社会生活上の苦痛（上記が社会生活に支障をきたす）

基準Aに「ほぼ」とついているのは、ひきこもりの人の大多数はコンビニなどでの買い物はしているからです。これは基準Bの「ほぼ」にも関係してきます。基準Dは、精神疾患の診断で特に重要なポイントです。精神症状はあっても本人は全く困っていなくて、社会生活上の支障もなければ精神疾患とは見なされません。家にずっとひきこもっていても、本人がオンラインの世界で生活をエンジョイしていて、お金にも困らない環境にあれば、治す必要がないので病気と扱われないのです。

「本人が困っていなければ病気ではない」という条件は、あらゆる精神疾患に共通します。治療的な介入を行うかどうかの判断には、本人が困っているか否かの見極めが大変重要になるのです。

「孤立」に着目した新たな定義

加藤さんたちがまとめたひきこもりの定義は、明快で活用しやすいものでしたが、欠点も浮かび上がってきました。基準Cが、急速に進化するオンラインの世界に対応し切れていなかったのです。

「私たちのひきこもり外来を受診する人の中には、『友達はいます。会話も日常的にしています』という人がかなりいます。オンラインゲームでしか会ったことのないネットフレンドのことです。実際に対面していなくても、仮想空間では積極的に対人交流しているのですから、定義の再検討が必要だと考えるようになりました」

そこで加藤さんたちは2019年から翌年にかけて、病的ひきこもりの新たな定義（国際診断基準）を提案しました。これが精神医学領域で最も影響力のある医学雑誌「World Psychiatry」に掲載されて、世界の注目を集めました。そして「hikikomori」は、2022年にアップデートされた米国精神医学会の診断マニュアルDSM-5-TRで紹介されました。次回の改訂では、加藤さんたちの定義が国際診断基準として正式に採用されるかもしれません。

加藤さんは新たな定義のポイントについて、こう説明します。

「必須項目は、物理的撤退（自宅にひきこもって孤立している状態）に関するものだけにしました。併存する精神疾患の有無は問わないので、専門家でなくても簡便な評価ができます。それ以外に9つの補足項目（必須ではないが重要な判断材料）を設けました。この定義を用いて、補足項目を含む詳細な評価を行うことで、個々の状態に応じた適切な支援を提供しやすくなります」

この定義を詳しくみていきましょう。まず、病的ひきこもりを「病的な社会的回避または社会的孤立の状態であり、大前提として自宅にとどまり物理的に孤立している状態」としています。

そして、「自宅にとどまり社会的に著しく孤立している」「社会的孤立が少なくとも6ヵ月以上続いている」「社会的孤立に関連した、臨床的に意味のある苦痛、または、社会的、職業的、または他の重要な領域における機能の障害を引き起こしている」という必須3項目を満たすものが、病的ひきこもりになります。以前の定義と比較して、「孤立」の評価を重視していることがわかります。

重症度評価は、外出頻度が週2、3回であれば軽度、週1回以下は中等度、週1回以下でかつ自室からほとんど出ない場合は重度と判断します。人気がない深夜に、自室の延長のような近所のコンビニで買い物をする短時間外出は、定義上の外出には含めません。このため、それ以外にどこにも外出していなければ中等度か重度の評価になります。

補足項目は、ひきこもりの状態を詳しく把握するのに欠かせないポイントです。必須項目を完全には満たさなくても、補足項目の中の「社会的参加」や「直接的な交流」が欠如している場合は、病的ひきこもりに準じた対応を行うことを加藤さんは求めています。9つの補足項目は次の通りです。

A「社会的参加」（学校や仕事などの社会参加の有無や程度）
B「直接的な交流」（自宅外での意味のある直接的な対人交流が週にどのくらいあるか）
C「間接的な交流」（SNSやオンラインゲームなどを通じた交流の有無）
D「孤独感」（ひきこもりの初期段階では孤独感を持たないこともある）
E「併存症」（回避性パーソナリティ障害・社交不安症・うつ病・自閉スペクトラム症・統合失調症などの併存が稀ではない）
F「発症年齢」（10代や成人早期の発症が多いが30代以降の発症も稀ではない）
G「家族パターンや家族力動」（家庭の経済状況や養育スタイルなどの影響の有無）
H「文化的影響」（国や地域に特有の文化的影響の有無）
I「介入／治療」（個別性に配慮したサイコセラピー、ソーシャルワーク、家族支援などのアプローチ）

自記式のひきこもり評価も作成

これらの定義や項目は、正しい診断を行うためのツールですが、加藤さんたちは早期支援につなげるため、最近6ヵ月間のひきこもりの程度を本人が簡便に評価できる自記式質問票「ひきこもり尺度」（HQ-25）も作成しています。

「人と距離をとる」「大切な事柄について話し合える人が本当に誰もいない」「自分の部屋に閉じこもる」「人がうっとうしい」「何人かの人に個人的な考えを打ち明けることができる」「人から見られるのが嫌だ」「集団に入るのは苦手だ」「人との交流は楽しい」「社会のルールや価値観に沿って生きていない」などの25項目の質問に、「あてはまらない」「あまりあてはまらない」「どちらでもない」「少しあてはまる」「あてはまる」の5つの選択肢から1つを選んで回答します。これを点数化して、合計が一定以上（44点以上）になると、病的ひきこもりの可能性があると考えます。

この質問票では、「孤立」「社会性の欠如」「情緒的サポートの欠如」という3因子に注目しています。ただし、最近は家にひきこもっていない学生も44点以上になる人が少なくないようです。人と密接に関わらなくても生きていける現代社会を反映して、若い世代を中心にひきこもり的なパーソナリティが強まっているのかもしれません。この質問票は、「ひきこもり研究ラボ＠九州大学」のWebサイト（研究ツールのページ）で入手できます。過去1ヵ月間のひきこもりの程度をみるHQ-25Mもこのページにあります。

[HQ-25]

最近6ヵ月間で、以下の文章はどのくらいあなたにあてはまりますか。
最も適切な番号をひとつ選び、○をつけてください。

		あてはまらない	あまりあてはまらない	どちらでもない	少しあてはまる	あてはまる
1	人と距離をとる。	0	1	2	3	4
2	一日中ほとんど自宅で過ごす。	0	1	2	3	4
3	大切な事柄について話し合える人が本当に誰もいない。	0	1	2	3	4
4	知らない人に会うのが大好きだ。	0	1	2	3	4
5	自分の部屋に閉じこもる。	0	1	2	3	4
6	人がうっとうしい。	0	1	2	3	4
7	自分の生活において、自分を理解してくれようとする人たちがいる。	0	1	2	3	4
8	人と一緒にいるのは居心地が悪い。	0	1	2	3	4
9	一日中ほとんど一人で過ごす。	0	1	2	3	4
10	何人かの人に個人的な考えを打ち明けることができる。	0	1	2	3	4
11	人から見られるのが嫌だ。	0	1	2	3	4
12	人と直接会うことはほとんどない。	0	1	2	3	4
13	集団に入るのは苦手だ。	0	1	2	3	4
14	大切な問題について話し合える人があまりいない。	0	1	2	3	4
15	人との交流は楽しい。	0	1	2	3	4
16	社会のルールや価値観に沿って生きていない。	0	1	2	3	4
17	自分の人生にとって大切な人は本当に誰もいない。	0	1	2	3	4
18	人と話すことを避ける。	0	1	2	3	4
19	人と連絡をとることはあまりない（話す、書く等）。	0	1	2	3	4
20	誰かと一緒にいるよりも、一人でいる方がずっと好きだ。	0	1	2	3	4
21	自分の抱える問題に関して安心して相談できる人がいる。	0	1	2	3	4
22	一人で時間を過ごすことはめったにない。	0	1	2	3	4
23	人づきあいは楽しくない。	0	1	2	3	4
24	人と交流することはほとんどない。	0	1	2	3	4
25	一人でいるよりも、誰かと一緒にいる方がずっと好きだ。	0	1	2	3	4

【ひきこもり尺度 HQ-25 の集計方法】

項目4、7、10、15、21、22、25を逆転項目として、項目1～25の合計を算出。逆転項目の計算法は、０➡４点、１➡３点、２➡２点のまま、３➡１点、４➡０点に変換。
合計が44点以上になると病的ひきこもりの可能性がある。

日本独自の現象ではなかった

子どもが学校に行くのを拒む「登校拒否」と呼ばれる現象は、筆者が子どもの頃の1970年代後半から80年代前半には既にあったと記憶しています。「ひきこもり」という言葉も古くからあったような気がしますが、現在の意味で広く使われ始めたのは90年代後半からのようです。加藤さんによると「ひきこもり」という名詞が広く使われるようになったのは、1998年に精神科医の斎藤環さんが『社会的ひきこもり――終わらない思春期』（PHP研究所）を出版されてから」とのことです。

以後、2010年には厚生労働省が「ひきこもりの評価・支援に関するガイドライン」をまとめましたが、ひきこもりの増加は続きました。2022年の内閣府調査では、若年層（15歳から39歳）も中高年層（40歳から64歳）も約2％（50人に1人）がひきこもり状態にあり、合計数は推計146万人に上ることが分かりました。

ひきこもりは、「恥」「母子密着」「甘え（相互依存的社会）」などの文化的特徴や、家族主義が根強い日本独特の現象だと思っている人が多いのではないでしょうか。筆者も同じで、加藤さんたちが国際診断基準を作っていると初めて耳にした時には、なぜ必要なのか腑に落ちませんでした。加藤さんは、2020年に出版した著書『みんなのひきこもり

——つながり時代の処世術』（木立の文庫）の中で次のように書いています。

「ある特定の文化社会だけに見受けられる精神疾患があって、『文化結合症候群』と呼ばれています。日本では『対人恐怖症』が日本の文化社会における文化結合症候群として国際的に知られています。たとえばお隣の国、韓国では『火病（ファビョン）』と呼ばれる中高年女性に見受けられる怒りと身体症状を特徴とする文化結合症候群が指摘されていたりもします。そうしたなかにあって〝ひきこもり〟も従来は、日本にだけ存在すると思われてきました」

ところが、ひきこもりは海外にもあったのです。加藤さんは2006年、韓国の精神科医との研究交流の中で、同国に「隠遁」と呼ばれるひきこもりに似た状態があることを知りました。これをきっかけに世界中の文献を調べ始めると、スペインやオマーンでもひきこもりに類する症例報告が見つかりました。また2008年には、英国の映画監督ローレンス・スラッシュが日本のひきこもりを題材にした映画『扉のむこう』を制作。2010年には、オックスフォード英語辞典に「hikikomori」が登場するなど関心が高まり、各国の専門家が自国の実態に目を向け始めました。

なぜグローバル化したのか

「ひきこもりは多くの国に存在するに違いない。各国のひきこもりの共通因子などを調べてみたい」。そう考えた加藤さんは２０１０年、世界精神医学会の助成を受けて、国内外の精神科医を対象とした世界初のひきこもり国際共同調査を開始しました。すると、各国のひきこもりが次々と浮かび上がってきたのです。

「米国のひきこもりは日本と比べて孤独感が強く、気分障害、不安障害、物質使用障害（アルコール、合法薬物、違法薬物などへの依存）と診断されている人が目立ちます。インドのひきこもりは、ソーシャルネットワークは比較的保たれているものの機能障害（生活上の支障）が目立ち、韓国のひきこもりは、孤独感が強くて高い機能障害を有していました。中国では、オタクの意味もある『宅男』『宅女』と呼ばれるひきこもりがみられ、香港では、約2％の人がひきこもっていました。イタリア、スペインといったラテン系の欧州諸国、ブラジルなどの南米諸国でも、ひきこもりの存在が明らかになりました」

加藤さんはこの結果を踏まえて、グローバル化したひきこもりを「現代社会結合症候群」と名付けました。ひきこもりが国際化した原因については調査が不足していますが、加藤さんは次のようにみています。

「ファミコンの発売やインターネットの普及などで、世界中の子どもたちの遊び方が大きく変化したことが大きいのではないでしょうか。昔と比べてダイレクトなコミュニケーションが減り、友達と取っ組み合いの喧嘩をする機会が少なくなっています。ひきこもり予防の観点からみると、喧嘩のようなほどほどの失敗をしながら対人関係を築く経験が重要だと思います。こうした経験の少なさが、打たれ弱さや過度の逃げやすさにつながり、ひきこもりの世界的な出現につながっているのではないでしょうか。また、漫画やアニメなどを通して日本文化が世界に浸透してきたことも、ひきこもりグローバル化の一因なのかもしれません」

精神疾患の併存をどうみるか

斎藤環さんは「社会的ひきこもり」を著書で取り上げた際に、その定義を「20代後半までに問題化し、6ヵ月以上、自宅にひきこもって社会参加をしない状態が持続しており、ほかの精神障害がその第一の原因とは考えにくいもの」としました。加藤さんは、著書『みんなのひきこもり』の中でこの定義を次のように高く評価しています。

「『ほかの精神障害がその第一の原因とは考えにくい』という言葉のインパクトは大きく、ひきこもりは精神医療・精神医学の範疇《はんちゅう》を超えて、医療ではないかたちでの支援が提案されはじめたのも、この頃です。いまだに精神疾患や精神医療に対する偏見やスティグマは、私たちの社会に残っています。であればこそ、『ほかの精神障害がその第一の原因とは考えにくい』という言葉は、ひきこもっている当事者、あるいは、その家族に一縷の望みを与えてくれたという点で、とても重要な意義があったと私は思うのです」

精神科医がすぐに首を突っ込んで投薬第一の対応をすると、かえって状態が悪化して偏見も深まることが多いので、支援の幅の拡大は大変重要だと筆者も思います。本人を部屋から引きずり出して、悪徳精神科病院などに無理やり入院させる「引き出し屋」が肯定的に扱われた時期もありますが、こんな連中をのさばらせては国の恥です。

とはいえ、長くひきこもっている人の中には、自閉スペクトラム症（発達障害）、うつ病、双極性障害、不安障害、PTSDなどと診断できるような状態の人もいて、ひきこもり支援を難しくさせています。そこで加藤さんは、先の国際診断基準では精神疾患の有無を必須項目では問わない一方で、補足項目に加えて柔軟な支援ができるようにしたのです。病的ひきこもりの治療は認知行動療法などの精神療法が中心になりますが、併存する精神疾患によっては薬物療法も行われます。

欧米では新型ではなかった新型うつ

ひきこもりと併存しやすい精神疾患の中で、加藤さんが特に注目しているのが、うつ病です。典型的なタイプとして、日本ではメランコリー親和型うつ病が知られています。メランコリーには憂鬱な精神状態という意味があり、このような状態になりやすい性格傾向をメランコリー親和型と言います。几帳面、責任感が強い、完璧主義、気を使いすぎる、などがこれにあたります。

勤勉で生真面目な会社員が、ブラック企業での過重労働の果てに発症する、というのがメランコリー親和型うつ病の典型的なイメージです。一刻も早く逃げ出すべき環境から逃げられず、心身が疲弊し切ってうつ状態に陥ってしまうのです。こうした人たちの心理には、「逃げることへの深い罪悪感や恥意識がある」と加藤さんはみています。

実はこのタイプは、欧米では典型的ではありません。「日本のメランコリー親和型は、欧米の精神科医からみるとパーソナリティの問題に思えるようです」と加藤さんは語ります。ブラック企業やパワハラ上司の無理難題に耐え続け、その果てにこころを病む人たちは被害者ですが、個人主義的な傾向が強い欧米人は「そもそも、そんな状況からなぜ逃げ出さないのか」と疑問を感じ、「逃げられないパーソナリティに問題があるのでは」と考えるようです。日本には、滅私奉公の働き方や逃げないパーソナリティを過度に美化する空気が今も残っています。そのために、働き方改革を経ても過労死や過労自殺が絶えないのかもしれません。

この従来型のメランコリー親和型に対して、新型や現代型と呼ばれるうつ病が、21世紀初頭の日本で注目されました。職場や学校ではうつ症状が出るのに、休日は割と元気になるタイプです。怠け病とか詐病《さびょう》とみられがちですが、症状に苦しんで自殺する人もいます。加藤さんによると「日本では新型ですが、欧米では以前から珍しくなかったタイプのようです」とのこと。新型うつ病とは、実は欧米型うつ病の典型なのかもしれません。

もともと適応力の高いメランコリー親和型は、回復すると社会に戻れるので、認知行動療法や環境改善などで再発を防げれば、病的ひきこもりを避けられます。一方、不快な環境からの逃げ足が速い新型は、長期のひきこもりにつながりやすいことが知られています。日本のように転職がしにくい社会だと、ひきこもり傾向がより強まるようです。

加藤さんは、新型うつ病の傾向の有無を確認できる22項目の自記式質問票（TACS-22）も作っています。「したくないことには手を抜く」「自分は傷つきやすい人間だ」「身に覚えのないことで非難される」「あまり苦労せずに生きていきたい」などの質問があります。主に、「社会的役割の回避」「不平不満」「自尊心の低さ」の程度を確認するもので、これらが顕著だと新型の傾向があると加藤さんは考えています。特に、自尊心の低さや自信のなさが根底にあると、周囲への不平不満や回避的な行動につながりやすいようです。この質問票も、「ひきこもり研究ラボ＠九州大学」のＷｅｂサイト（研究ツールのページ）で入手できます。

外にいながらひきこもれる能力

新型うつ病の人も、自分を取り巻く社会環境に生きづらさを強く感じていることは間違いありません。社会からの早過ぎる遁走《とんそう》は好ましくありませんが、適度に逃げて適度にひきこもることを加藤さんは勧めています。2023年7月に加藤さんが出版した『逃げるが勝ちの心得　精神科医がすすめる「うつ卒」と幸せなひきこもりライフ』(木立の文庫)には、適度に逃げるための心得が記されています。精神分析家としてのキャリアも生かして、「逃げられないこころ」や「逃げたいこころ」と向き合った内容です。この本で特に伝えたかったポイントをこう語ります。

「新型うつや、ひきこもりの人の深層心理には、『つらい現実から逃れるためには誰もいない自室に逃げ込むしかない』という切羽詰まった思いがあります。こうした人たちの治療の要は、『社会の中に居ながらにして独りでいられるようになること』だと私は考えています」

「同調圧力が強い文化の中で生きる日本人にとって、『集団の中に居ながらにしてひきこもる能力』を磨く機会は多くありません。それでも、『みんなの中で黙っていてもいいんだ』、『常に愛想がいい人でいなくてもいいんだ』と思えるようになると、こころが楽になります。こうした変化は、技術習得のために私自身が受けた精神分析の中で実感しました。精神分析は沈黙の時間が長いのですが、無理に話そうとしなくても自分を自然に保てるようになると、治療の場が心地よい居場所に変わっていきます」

「外の世界にも安心できる居場所ができると、病的ひきこもりから脱していきます。すると、こころの中にも安心できる居場所が生まれ、社会の中で落ち込んだ時にも物理的にひきこもらずに済むようになります」

「精神分析の視点でみると、自分の弱い部分や醜い部分を見るのが嫌で、無意識の中に閉じ込めて無理に明るく振る舞ってしまう人は、うつやひきこもりになりやすいようです。何らかの不遇に直面した時、無意識の中に隠していた弱さや醜さの断片が表面化し、それに耐え切れずに潰れてしまうのです。無意識の中に潜むネガティブな部分を自覚して、そうしたこころとも共存できるようになれば、今よりも強くなれます」

認知行動療法が全盛の昨今、無意識を探究する精神分析（患者は寝椅子に横たわり、頭に浮かんだことを自由に語る）の専門家は非常に少なく、絶滅危惧種のような存在です。本格的な精神分析は週4回、毎回50分ほどのセッションを数年間続けることになり、保険診療外で行われるので高額になります。このため、週1回の精神分析的精神療法が日本では一般的です。加藤さんも、週1回の精神分析を少数の患者に行っています。ただし、対象をかなり絞っていて、すぐに受けられるものではないのでご注意ください。

家族向け支援プログラムが成果をあげる

九州大学病院では、加藤さんが中心となって2012年に「気分障害外来」を開設し、2014年に「気分障害ひきこもり外来」へと名称変更しました。ひきこもりの場合、外来を漫然と開けていても本人は受診しません。そこで加藤さんは、福岡市精神保健福祉センターや、福岡市ひきこもり成年地域支援センター「よかよかルーム」に定期的に通って、家族や本人とのつながりを作る活動を続けてきました。

ひきこもり支援の第一段階は、「家族へのアプローチ」です。しかし、「この時点から困難を抱えるケースが目立っている」と加藤さんは指摘します。

「ご本人に限らずご両親も、精神疾患への偏見やスティグマを持っていることが多く、支援を難しくしています。『精神科に連れて行くと精神病にされてしまうのでは』『まさかうちの子が精神病のはずはない』などの思いがあり、見て見ぬふりをしてしまうのです」

そこで加藤さんは、家族がひきこもりについての理解を深め、本人に寄り添うための早期支援プログラムを作成しました。メンタルヘルス・ファーストエイド（ＭＨＦＡ）という精神疾患の早期支援プログラムをベースにしています。

「ひきこもりや精神疾患に関する知識を学ぶ」「ひきこもりのMHFAと現状を理解する」「コミュニケーションを検討する」「医療機関や専門機関につなぐ方法を学ぶ（シナリオロールプレイで対応を練習）」「具体的に次のステップにつなぐコツ・全体のまとめ」というステップで、適切な関わり方や対話スキルを学んでいきます。1回2時間、計5回のプログラムを九州大学で行ったところ、「かなりの効果があった」といいます。

更に2022年には、家族が最初のひきこもり支援者になるための5つのステップ「ひ・き・こ・も・り」を提案。

①ひ・評価：ひきこもり状況の理解
②き・聴く：傾聴による相談しやすい居場所づくり
③こ・声かけ：適切な声かけによるポジティブな行動変化
④も・求める：状況に応じて専門家に支援を求める
⑤り・リラックス：リラックスできる家庭での取り組み

という段階ごとに対応を学んでいきます。「ひきこもり研究ラボ@九州大学」のWebサイトで、随時開催されるオンライン家族向け教室で学ぶことができます。

この5つのステップの中でも、肝になるのが③の「声かけ」です。ひきこもりの程度に応じて、具体的な声かけの方法を身につけていきます。

「声かけではまず、親御さんとして心配していることを伝えます。この時、批判したい気持ちは脇に置きます。不調だと決めつけたり、すぐに受診を促したりするのはよくありません。受診するかどうかを最終的に決めるのはお子さんです。『行ってもいいかな』と思えるような関わり方が重要です」

「親御さんはどうしても、『みんなはもう働いている』『先のことを考えなさい』などと否定的なことを言ってしまいがちです。そこで私たちの家族教室では、肯定的なコミュニケーションを学びます。『私を主語にして話す』『具体的に話す』『自分の感情に名前をつける』などの練習を行います。『みんな』ではなく、『私』を主語にすると、言葉が柔らかくなります。例えば、『ずっと家にいるときつくなるんじゃないかと（私は）思うんだけど、どうかな？』というふうに、『（私が）心配だ』という気持ちを伝えるようにします。こうした言葉かけのちょっとした変化で、ひきこもりの人の様子は柔らかくなります」

「日常的にお子さんとのあいさつができていない場合には、あいさつの方法を学びます。『おはよう。今日は暑いね。よく眠れた？』というふうに、相手を思いやる言葉を普段のあいさつに加えると、会話のきっかけになります」

「ただし、声かけをするようになると親御さんは自信を持ってきて、どんどん突っ込んで関わろうとします。すると、お子さんの表情が急に不機嫌になったり、口調が荒くなったりします。こうした時は関わりをいったん止めます。これは家族支援で特に重要です。スキーと同じで、まずはストップの仕方を学ぶことが大事です」

「声かけを止める時は、『これ以上話すとお互いにきつくなると思うから、いったんこの話は終わろうかなと思う。でも大事なことだと思うから、また話ができたら嬉しいな』とか、『このまま続けると私も言いたくないことまで言ってしまいそう。落ち着いてちゃんと話し合いたいから、また今度ね。私、もっと冷静になれるようにするね』などと伝えて、その場を離れます。こうした対応ができると、大きな失敗に至らずに済みます」

ひきこもりは最先端の未来人

加藤さんの取り組みは、精神療法をベースにしたアプローチに留まりません。面と向かっての対話が苦手な人向けにロボットを介在させた対話の研究、うつ病に関係している可能性がある脳の免疫細胞ミクログリアの研究、ひきこもりの人の血液バイオマーカー研究、バーチャル・リアリティを活用したひきこもり支援などなど、多種多様な分野を手掛けています。様々な方向から研究を行うことで診断や支援のエビデンスを確立できれば、「ひきこもり＝悪い」という短絡的なイメージも変えられると考えているからです。

「ひきこもりは病的なものだけでなく、ライフスタイルのひとつでもあると私は考えています。小説家、研究者、ネットトレーダー、修行僧など、ひきこもらないとできない仕事はたくさんあります」

「病的ひきこもりの支援でも、大事なのはポジティブな面にまず目を向けることです。物理的にひきこもらざるをえない心境に共感を示し、心の中に安心してひきこもれる場所を作ってあげることが治療の要です」

「コロナ禍では世界中がひきこもりになりました。近い将来、ネット社会の進化や自然災害、核戦争の影響などで、世界中がまたひきこもるかもしれません。ひきこもりの人たちは最先端の未来人かもしれないのです。そうした未来の視点からも彼らを応援してあげてください」

加藤さんたちの病的ひきこもりの定義からも分かるように、ひきこもりは外に出ることだけが回復ではありません。ひきこもっていても、本人が自分らしく生きられるようになればよいのです。オンラインで完結できる仕事はますます増え、仮想空間は急速に拡大していきます。ひきこもり好きな人たちの力を生かせる社会こそが、次の時代を創るのではないでしょうか。

COLUMN

トラウマを理解し、支える訪問看護

TICの実践

支援者がトラウマ（心的外傷）についての理解を深め、個々の患者のトラウマを意識しながら関わるケアを、「トラウマインフォームドケア」（TIC）と呼びます。大阪を拠点に、北海道や長崎など7ヵ所の訪問看護ステーションを統括する看護師の田邉友也さんは、ひきこもりの人たちの支援にも力を入れ、TICを生かした関係づくりで成果をあげています。

田邉さんの著書『精神疾患からの回復を導く方法・思考のいしずえ〜薬・家族支援、そしてトラウマインフォームドケア』（精神看護出版）の中から、ひきこもりや精神疾患の背景に多くみられるトラウマとPTSDについての説明の一部を引用します。

「（PTSDを引き起こす重いトラウマは）事件、事故・性暴力犯罪・自然災害など、比較的時間軸の凝縮されたなかで体験するものと考えます。複雑性PTSDは、たとえばアルコール依存の父親から直接受ける暴言・暴力によって、あるいは、その父が母に暴力をふるう場面をくり返し目にしたりすることで、〝体験が〟脳に刻み込まれていきます」

「TIC理解の肝はここからです。たとえば、父の怒鳴り声が、嫌悪刺激となって脳がしんどく感じたり、父の暴力場面がいつも特定の畳部屋であったのならば、畳のにおいが嫌悪刺激として、脳がしんどく感じるようになることもあります。父が酔っぱらって怒鳴りながら、缶ビールを開けるその音まで紐づいてしんどくなることもあるでしょう。このように、もともとは、酔っぱらった父の振る舞い自体にトラウマとなっていたはずが、トラウマ本体のみならず周囲の環境にも〝紐づいて〟反応してしまうようになります」

衝撃的な恐怖体験は、その瞬間に五感（触覚、嗅覚、味覚、聴覚、視覚）がキャッチしていた情報と紐づき、以後もその情報が引き金となって、不安、緊張、動悸などが条件反射的に引き起こされます。これは「恐怖条件づけ」と呼ばれ、危険をとっさに避けるための学習行動です。多くは時間の経過と共に薄らいでいきます。

しかし、安心できる環境を取り戻せず、こころに深い傷が残り続けると、心身の反応が暴走しやすくなります。そのためTICが扱うトラウマは、「強烈な心的外傷体験とは直接の関係がない紐づき体験までを含みます」と田邉さんは説明します。

ひきこもりの例で考えてみましょう。酷いいじめを受け続けて不登校になったA君。主犯格の悪ガキが転校でいなくなっても登校を続けられません。実は、いじめの最中に鳴ったチャイムの音や、いじめで使われたチョークのにおいなどが引き金となり、しんどさが襲ってくるからなのです。でも、A君は紐づきに気付かず、学校に行くとなぜか苦しくなる自分の「弱さ」を責めてしまいます。そんな葛藤の中で親や教師から登校刺激を受け続けると、A君はますます傷ついてトラウマが積み重なります。こうして追い込まれた末に、防衛反応的に自律神経症状や精神病様症状が生じると、統合失調症などの精神疾患と誤診される恐れがあります。

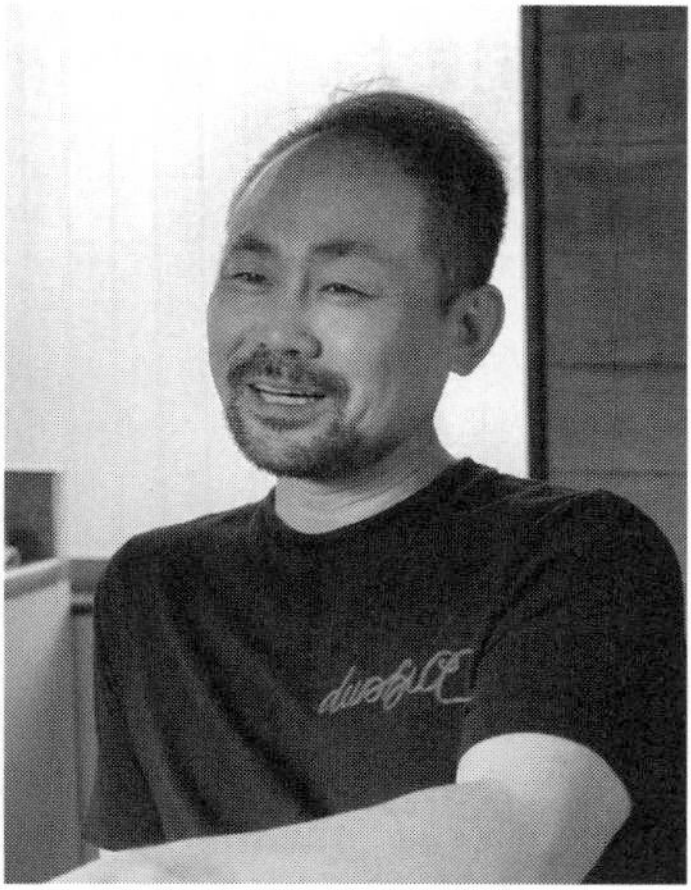

田邉友也《たなべともや》さん

Tomoya Tanabe

訪問看護ステーションいしずえ代表。2002年、看護師資格取得。民間精神科病院勤務の傍ら、2007年にNPO法人精神医療サポートセンターを作り、不適切な精神医療に悩む人たちへの24時間電話相談に対応。2010年、精神科認定看護師登録。大阪府立大学大学院看護学研究科博士前期課程を修了し、2019年、精神看護専門看護師登録。同年より現職。

負の連鎖は、精神科病院でも頻繁に起こっています。田邉さんは次のように指摘します。

「精神疾患を発症する人の多くは、過去に深刻なトラウマ体験があります。その人たちを強制入院させて雑な扱いをすると、トラウマ体験の再演となるので情動がますます乱れていきます。大抵の医師や看護師は、これを病状の悪化だと単純に捉えるので、薬を更に増やしたり、隔離や身体拘束をしたりして、患者さんをますます追い込んでいきます」

「患者さんの行動を過度に制限したり、看護師が横柄な態度で接したりすること自体が、幼少期や入院時のトラウマに紐づいて新たな複雑性ＰＴＳＤを作り出します。医療者はひとつひとつの環境に配慮し、批判的ではない中立的な言葉遣いを心掛けなければなりません。治療や看護の方法も、患者さんの意見や要望を尊重して決める必要があります。こうしたＴＩＣの知識を踏まえた対応を、全ての精神科病院スタッフが心掛けて欲しいと思っています」

田邉さんの父親は、精神科病院で准看護師として働いていました。退院した患者とも仲良くしていた父親の後を追うように、精神科病院の看護師になったのですが、そこで精神医療の闇を見てしまいました。精神科病院は病気を治す所ではなく、新たなトラウマを負わせてより悪くする所だったのです。看護師は院内の最大勢力なのに、医師に頭が上がらず長いものに巻かれています。疑問を感じる看護師たちは、精神科に失望して別の診療科に移っていきました。

でも田邉さんは、「こんな場所だからこそ踏ん張って変えたい」と決意しました。医師にも意見を言えるように、精神看護専門看護師や精神科認定看護師などの資格を取り、知識も技術も深めました。その過程でＴＩＣと出会い、同僚たちを研修に誘って院内改革を進めました。ところが、看護師の力が増すことを快く思わない一部の勤務医が手を回し、田邉さんを患者と接することができない窓際部門に追いやったのです。

２０１９年に病院を辞めた田邉さんは、大阪で訪問看護ステーション「いしずえ」を立ち上げます。訪問看護を行うには患者の主治医の指示書が必要ですが、田邉さんの力を高く評価する医師たちと出会い、ＴＩＣを生かす訪問看護に弾みがつきました。

田邉さんを以前から知る筆者は２０１９年暮れ、いしずえの車に便乗して訪問看護に同行しました。その時に会った患者たちは、精神症状のためひきこもりがちな生活を続けていました。間もなく新型コロナの影響で社会全体がひきこもり状態となる中、患者たちはＴＩＣを生かしたサポートで着実に回復していきました。今では会社で働いたり、資格取得を目指して勉強に励んだりしています。

田邉さんは新規利用者との関係づくりのポイントを、次のように説明します。

「初めての利用者さんの中には、既に不適切な医療を受けてトラウマを負っている人が目立ちます。だから看護師を信用できず、『再入院や服薬を強制するために医師の命令でやって来たのではないか』と警戒しています。まずは、患者さんの味方であることをきちんとお伝えします。そして困りごとを伺っていきます。『すぐに思い浮かぶことだけでも教えてください』と尋ねて、困った時にどうしたか、今後それをどうしたいか、などと聞いていきます。過去にしんどくなった出来事なども尋ねて、お手伝いできそうなことをお伝えします」

「体験を語るのが嫌でない人には話を続けてもらい、体験を整理して楽になれるように関わっていきます。話すとしんどくなる人には無理に聞かず、『いつか喋りたいと思うようになったら話してください』とお伝えします。TICはトラウマの処理を促す治療法ではなく、トラウマを意識した関わり方です。トラウマ体験を無理に引き出すことはしません。それでも1年、2年と関わるうちに、体験が整理されて回復していきます」

精神疾患はなくても、特定のツボにはまると突然怒り出したり、動揺したりする人は少なくありません。その感情の裏には、PTSDを引き起こすほど激烈ではないものの、その人にとっては大変苦痛なトラウマ体験があるのかもしれません。そうしたことを念頭に置いて人と関わると、良好な関係に近づけるのではないでしょうか。

第6章　自殺「なぜ自ら死を選ぶのか」

Yoshinori Chou

張《ちょう》 賢徳《よしのり》 さん

日本自殺予防学会理事長／六番町メンタルクリニック院長。1991年、東京大学医学部を卒業し、帝京大学精神神経科に入局。1997年、英国ケンブリッジ大学精神医学博士号取得。2008年から2021年まで帝京大学医学部教授（同大学附属溝口病院精神科科長）。著書は『自殺予防の基本戦略』（責任編集、中山書店）など。

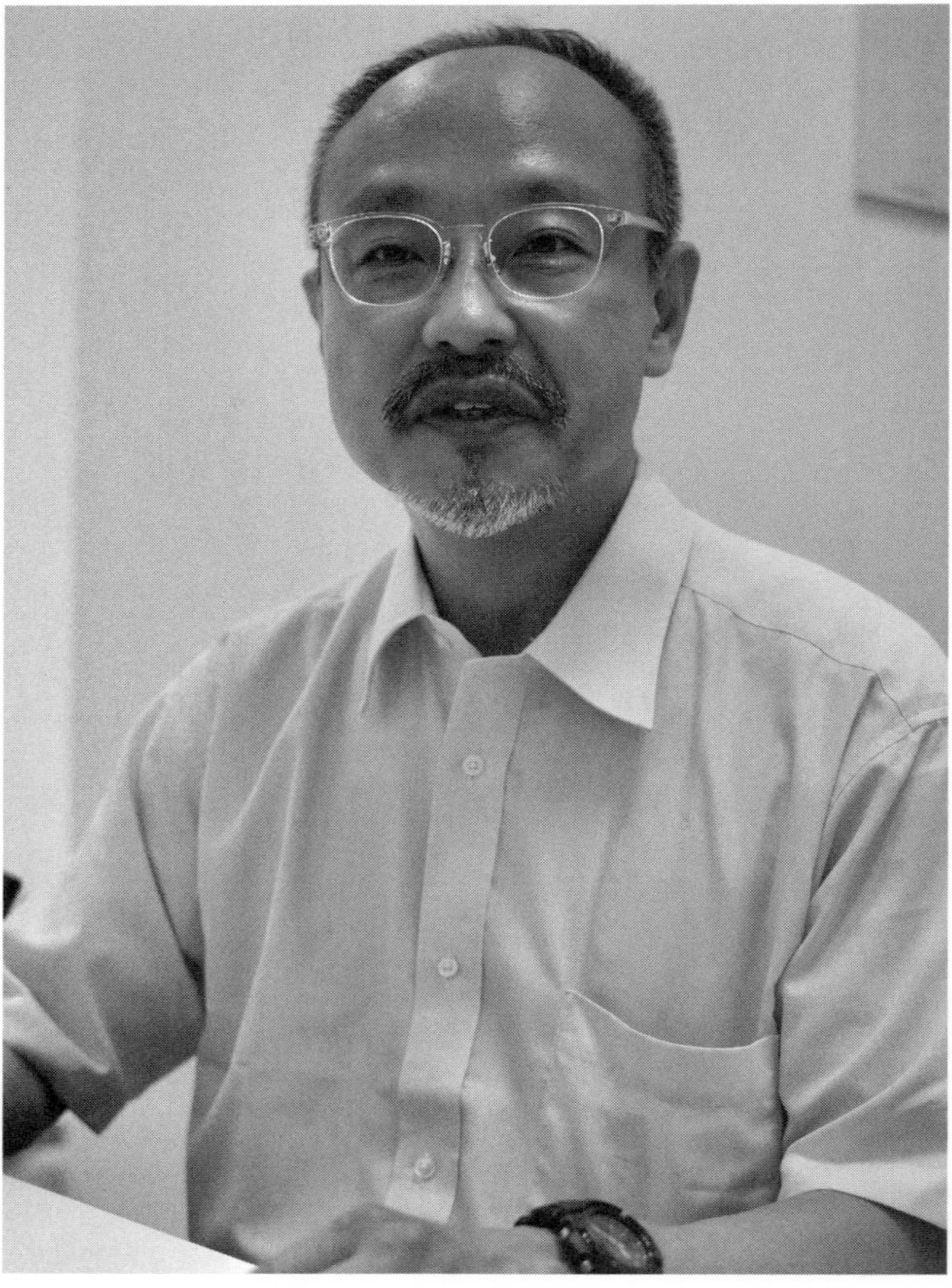

自殺は周囲の人たちのこころにも深い傷を残します。筆者は神戸新聞に勤務していた20代の頃、阪神・淡路大震災の修羅場で共に仕事をした1年後輩の記者を、それから10年も経ずして亡くした経験があります。

正義感と熱血漢の塊のような男でした。共通の趣味のプロレス観戦に一緒に行き、会場で彼女を紹介されたこともあります。翌年、結婚式に招いてくれました。

記者としてのセンスも抜群。ただ、強い向上心ゆえの頑張り過ぎと、他人の評価を気にし過ぎるところが少し気がかりでした。大地震の数年後、筆者は読売新聞に移り、彼は別の全国紙に移ったので会いづらくなりましたが、子どもが生まれ、東北地方の支局で頑張っていると聞いていました。

彼は、当時深刻化していた自殺に関する取材にも力を入れたそうです。神戸の被災者を取材した時のように、涙を流しながら遺族と向き合ったはずです。ところが、本社勤務を目指して頑張り過ぎたのか、彼自身が次第にメンタルヘルス不調に陥り、ある日突然、自宅で命を絶ってしまいました。

大企業の中で、思うようにならない挫折を味わったのかもしれません。ですが、可愛い妻子を残してなぜそんなことを。選択肢は他にたくさんあったはずです。今も納得できず、思い出す度に胸が苦しくなります。

国内初の心理学的剖検に挑む

「人はなぜ自殺するのか」

この重苦しい問いと30年以上も向き合い続けてきたのが、日本自殺予防学会理事長を務める精神科医の張賢徳さんです。1993年から翌年にかけて、自殺者たちが死に至った原因を詳細に探る研究「心理学的剖検調査」を日本で初めて行いました。協力してくれる遺族を訪問して、生前の様子を成育歴なども含めて詳細に聴き取り、健康状態の記録や遺書、日記なども参考にしながら原因を導き出します。遺族の苦しみに直接ふれる調査員にとっても、心理的負担が極めて重い過酷な研究です。

当時の調査の経緯などは、張さんが2006年に上梓した『人はなぜ自殺するのか――心理学的剖検調査から見えてくるもの』（勉誠出版）に詳しく書かれています。日本人の自殺にまとわりついていた「多くが理性的な自殺である」という都市伝説を、多数の遺族面接をもとに打ち消していったこの画期的な研究について、張さんの話と同書の一部引用を交えながら振り返り、有効な自殺対策を考えていきます。

ケンブリッジで知った米国発の実態調査

張さんは大阪で生まれ育ち、1991年に東京大学医学部を卒業。92年、英国のケンブリッジ大学臨床医学系大学院に留学しました。選択したのは自殺の研究。その背景には、東大で同じく医師を目指していた先輩を自殺で亡くした辛い経験があります。「死を選ぶ直前にSOSのような電話が何度もありました。しかし、私は医師国家試験が目前だったこともあって、しっかり対応できなかった。その死を伝え聞いた時、目の前の世界が本当に真っ白になってしまいました」。悔やんでも悔やみきれない感情が、張さんを精神医療と自殺研究の道に突き動かしていきました。

「心理学的剖検と出会ったのは、ケンブリッジで研究を始めた頃です。この調査は1950年代後半にアメリカで誕生し、私の留学時には欧州でも始まっていました。緻密な調査手法に惹きつけられました」

1950年代といえば、第二次世界大戦が終わって間もない頃です。「当時はドラッグの濫用が世界的な問題となっていました。戦争中に軍隊で使われた麻薬や覚せい剤などの薬物が、戦後に大量流出したのです。日本も例外ではなく、ヒロポンの濫用が深刻化していました」と張さん。米国ではこの頃、薬物使用による死亡を「事故死、自殺、他殺」の3つの死亡様式のどこに分類したらいいのか、監察医が頭を悩ませていました。明らかな自然死以外は監察医が判定を行い、いずれかに分類する必要があったのですが、薬物使用による死亡は総じて判定が困難だったのです。そこで、心理学者シュナイドマンとロサンゼルスの監察医らの共同研究が始まりました。張さんは同書にこう記しています。

「彼らは遺族への聞き取り調査を始め、入手可能なあらゆる情報を用いて、故人の人生を再構築するという方法を考案し、心理学的剖検と命名した。剖検とは、死因を同定するために遺体を解剖して検査することだが、それに心理学的という修飾語を冠して、自殺に至るまでの人生を調査するという意味にしたわけである」

シュナイドマンの調査とほぼ同時期、ワシントン大学では精神科医のロビンスが自殺の原因を探る調査（自殺者の中に精神疾患の人がどれくらい存在するのかを探る調査）を行いました。後の精神科診断基準にも大きな影響を与えることになるロビンスの調査の特徴について、張さんは同書でこう説明しています。

「重要な3つの点は、対象の偏りをなくすために調査地域の年間自殺者すべてを対象にしたこと、自殺者に関する情報の質・量を高めるため近親者から聞き取り調査を行ったこと、そして客観性と再現性を重視した精神医学的診断を考案したことである。第2点目は、後に心理学的剖検と呼ばれるようになる。第3点目は、後に精神医学診断の主流を成す操作的診断基準（DSM-5など）の先駆けである」

かりました。

欧米は「自殺のほとんどに精神疾患が関与」

ロビンスによる画期的な調査の結果、自殺者の多くが精神疾患に罹患していたことが分かりました。

「ロビンスの調査は、1956年から57年にかけての1年間にセントルイスで起こった全自殺134例を対象としています。その結果、全体の94%が自殺時に何らかの精神障害を有していたことが判明しました。内訳は、全体の47%がうつ病、25%がアルコール依存症、4%が脳器質性障害、2%が精神分裂病(統合失調症)、1%が薬物依存症、15%が診断不明瞭な精神障害となりました。精神障害ではないことが確認されたのは、全体の6%だけでした。これ以後に別の地域で行われた調査でも、自殺者の約90%が自殺時に何らかの精神障害を有する状態にあったことが分かりました」

このようにして、心理学的剖検調査は欧米での自殺調査の主流となっていきました。自殺した人の近親者との面接では、シュナイドマンは対話の流れにまかせる面接法(自由面接)を取り入れ、ロビンスは構造化面接(あらかじめ細部にわたる質問項目を作成しておく面接)を採用しました。「この2つの方法には一長一短がある」と張さんは語ります。

「シュナイドマンの方法は面接者の技量に負うところが大きく、職人芸に近くなります。思いがけない重要な情報が得られることもありますが、面接者間の収集情報の差は大きくなります。一方、構造化面接は面接者間の技量差が出にくく、聞き洩らしを減らせます。しかし、共感に欠ける面接になる恐れがあり、その場合は遺族の怒りを招くことになりかねません。そこで考案されたのが、半構造化面接です。質問事項はあらかじめ設定しておきますが、順不同にして対話の流れを重視します。現在は、このような半構造化面接が主流になっています」

張さんはこうした研究に刺激を受けて、心理学的剖検調査を日本で行おうと決意しました。

専門家も信じた都市伝説「理性的な自殺」

英国から一時帰国した張さんが、東京で自殺の実態調査を試みたのは、1993年から翌年にかけてのことです。これが、日本初の本格的な心理学的剖検調査となりました。京都大学でカウンセラーを務めていた石井完一郎さんが、京大生の25年間の自殺を対象に、100例以上の遺族の聴き取りを行った英語論文が1985年に発表されていましたが、全ての年代を対象とした心理学的剖検調査はまだなかったのです。

前例のないチャレンジは、日本では嫌われがちです。しかも、それが自殺原因に関する詳細な調査であり、長時間の遺族インタビューが欠かせないとなれば、尻込みする人が続出しそうです。1993年当時の日本自殺予防学会の状況を、張さんはこう振り返ります。

「学会理事の中には、諸外国の自殺研究に懐疑的な大物精神科医が少なからずいました。日本では『理性的な自殺』が最も多いので、困難な調査など行うまでもないと考えていたのです」

詳細な調査よりも思い込みを大切にする。なんとも日本的な香りが漂うこの状況は、張さんにとって強い逆風でしたが、「かえってやる気が湧いてきた」と言います。

「日本人の自殺は本当に特殊なのか。『理性的な自殺』はそれほど多いものなのか。解き明かす必要性を強く感じました。当時はまだ30歳にもなっていなかったので、怖いもの知らずと世間知らずの無謀さゆえに突き進めました」

監察医務院との粘り強い交渉

この調査を、日本全体の状況を反映する精度の高いものにするには、できるだけ広い地域を対象とし、一定期間内に発生した自殺例を全て調べ上げる必要があります。そこで、東京23区内で発生した全ての不自然死の死体検案や解剖を行っていて、その記録を保存している東京都監察医務院に協力を求めました。

この監察医務院にある直近数年間の記録から、自殺とみられる事例を全てピックアップして、件数が多過ぎる場合は無作為抽出を用いながら、連絡先の記載をもとに遺族と接触する、という手順を考えたのです。しかし、監察医務院から良い返事は得られませんでした。いくら大事な研究とはいえ、遺族のもとに見知らぬ研究者が突然連絡をしてきたら、情報管理の在り方に批判の声が上がるかもしれません。監察医務院が協力に慎重になる気持ちは理解できます。

それでも張さんは諦めませんでした。所属していた帝京大学精神神経科の主任教授（当時）・風祭元さんに相談し、監察医務院と再度、粘り強く交渉を重ねました。その結果、次のような次善策が導き出されたのです。

「帝京大学病院にカルテのある故人に関して、その人の情報が東京都監察医務院にもある場合に、記録を閲覧できることになりました。つまり、私が遺族に協力依頼の連絡をする時、『監察医務院で情報を得ました』ではなく、『帝京大学病院に残る記録を見て連絡しました』とお伝えできるようにしたのです」

確かにこうすると、監察医務院に批判が及ぶリスクを減らせます。

「当初の計画よりも調査対象は少なくなりますが、帝京大学病院の本院には大きな救命救急センターがあります。そこに運び込まれる自殺者を全例対象とすれば、周辺地域の自殺の実態にある程度は迫れるだろうと考えました。この計画で、監察医務院の了承を得ることができました」。当時の帝京大学総長・冲永荘一さんの理解も得て、この研究は大学の倫理委員会で許可され、実施可能になりました。

調査対象は、1991年から93年の3年間に、帝京大学病院の救命救急センターに運ばれて死亡したケースのうち、自殺とみられる全例。病院に着いた時点で死亡していたケースも含みます。自殺かどうかの最終的な判定は救命救急センターの医師ではなく、監察医が行うので、監察医務院の死亡様式の記録と照らし合わせて、自殺か否かを確認していきました。こうして調査対象93例が浮かび上がり、いよいよ遺族への協力依頼、聴き取り調査へと進むことになりました。

パンゲの「自死の日本史」が及ぼした影響

その結果を記す前に、なぜ日本では「理性的な自殺」が多いと考えられていたのか、背景を探っておきましょう。

張さんは「日本の切腹文化の中にある『自殺は責任の取り方』『生き方のひとつ』という見方などが、『理性的』『意志的』な自殺が多いというイメージに結び付いたのではないか」と考えています。

西洋文化の根底にあるキリスト教では自殺は禁じられ、自殺が処罰の対象になった時期もありました。自殺者は教会墓地への埋葬を拒否されたり、財産を没収されたり、取り憑いた悪魔を殺すという発想から、心臓に杭を打ち込まれたりすることもあったようです。ただし、聖職者が「精神の異常に基づく自殺」と判断した場合は、処罰を免れることができたようです。

これに対して日本では、切腹文化のような「自死」への寛容性があるので、張さんは「自殺への心理的な抵抗感が少なく、『理性的な自殺』が起こりやすいという仮説が支持されやすかったのでしょう」と指摘します。ちなみに本書では、自殺を自死と言い換えません。自死という言葉には、自ら死を選ぶことを美化するイメージがまとわりついているからです。

自殺に関する日本の文化的な特殊性は、フランスの文化人類学者モーリス・パンゲが著書『自死の日本史』(講談社など)で詳しく紹介しています。張さんは「読み進むうちに、日本人の運命論的な考え方や、仏教思想の輪廻転生などの影響を知りました。また、戦後知識人の自殺の背景にはニヒリズムが強く働いていたことも学びました。日本には、武士道や儒教的精神に基づく死や、自己犠牲のための自殺、責任を取るための自殺などがあり、日本人の自殺はすべて『意志的な死』なのだという話法に引き込まれました」と語ります。その一方で、こうも指摘します。「パンゲの主張によれば、日本人の自殺はすべて精神疾患とは関係なく、文化や国民性という観点から解読できることになります。本当にそうなのか、疑問が膨らみました」。

1950年代に日本で急増した若者の自殺についても、パンゲは敗戦の精神的挫折による「殉死《じゅんし》」や「後追いの服従心」と説明しています。ところがこの時代は、先に書いたようにヒロポンなどのドラッグが濫用されていました。張さんは当時の日本の状況について、『人はなぜ自殺するのか』にこう書いています。

「1951年には覚醒剤取締法が制定された。しかし、十分な効果が上がらず、1954年の検挙人員は5万5000人を超えるに至った。1954年には罰則が強化され、翌55年には原料に対する規制もなされた。麻薬についても、1953年に麻薬及び向精神薬取締法が制定された。法的な規制に加え、国民的な規模でのドラッグ追放運動も展開されたそうで、1957年にはこれらドラッグの問題が収束に向かう。戦後の若者の自殺激増の時期と、ドラッグの蔓延の時期が見事に一致するのである」

「自殺とドラッグの乱用・依存の関係は実は深い。諸外国の心理学的剖検調査の結果では、自殺者にみられる精神障害として、アルコール・薬物依存の問題がうつ病に次いで多いのである。一般に、薬物の乱用・依存の問題がある人はアルコールの問題も併せ持つことが多い。また、うつ病の合併も多い」

文化や国民性、時代精神が自殺への過程に関与することはあっても、「自殺の多くは最後にうつ病などの病理性が介在して決行される」という欧米の心理学的剖検調査の結論は、日本人にも当てはまるのではないか。張さんはそう考えて、遺族への協力依頼を開始しました。

欧米よりもかなり低い協力率

調査対象の自殺者は93例（男性54人、女性39人）。連絡先不明、転居済み、手紙や電話に応答なし、などで遺族にたどり着けないことが度々ありました。プライバシー保護のため、最初に接触する遺族は最近親者（故人が独身であれば親、既婚者であれば配偶者、配偶者と離別していれば子または親）か、それに準じる近親者と厳格に決めたこともあり、最終的に連絡が取れたのは54例でした。

この54例中、面接調査の協力を得られたのは25例。協力率は46％でした。欧米での同様調査の協力率は90％以上なので、日本の低さが際立ちます。日本人は欧米人よりも自殺に対して寛容な傾向がみられるのに、実際に身の回りで起こると隠そうとする傾向が強いようです。原因究明に力を注ぐか、できるだけうやむやにして忘れるか。この点に関しては文化の違いが色濃く表れていそうです。

協力率は自殺発生から1~2年経った頃が最も高く、それ以上経つと低下することも分かりました。「1周忌というのが心理的なひとつの節目になっているようです。但し2年以上経つと、『やっと落ち着いてきたところなので、そっとしておいて欲しい』と断られやすかった」と張さんは振り返ります。遺族のこころは複雑に揺れ動いているのです。

55%に精神科受診歴、46%が治療中

遺族に接触できなかったケースを含む全93例のうち、51例（55%）には精神科受診歴があり、43例（46%）は治療継続中だったことが記録などから分かりました。自殺前1ヵ月以内に、少なくとも24例（26%）が精神科を受診していたことも判明しました。また、監察医務院の記録の中に、警察が聞き取った遺族の話が詳しく記されていたため、そこから精神科診断がつく例もありました。

張さんは細心の注意を払って遺族面接を行ったため、2年後に実施した追跡調査（臨床心理士による電話調査。遺族の本心を聞くため張さんは参加せず）では、面接を受けたことが「よくなかった」と答えた人は6%にとどまりました。50%は「（受けて）よかった」「まあ、よかった」と肯定的に捉えていました。

自殺者が精神疾患だったか否かを判断する診断基準は、当時使われていた米国精神医学会作成のDSM-3-Rを使用。ただし、これは本人との面接を想定して作られた診断基準なので、家族面接用の診断基準（ロビンスらが作った基準の家族面接版FH-RDC）も取り入れて判断したそうです。

こうした調査手法について、「家族の話だけで診断するなんて乱暴すぎる。結果は信用できない」と思う人もいるでしょう。ですが、精神疾患の診断の多くは今でも、本人や家族の話を聞くだけで行います。血液や画像などの検査法がないからです。本人が目の前にいるのに無視して、家族の話だけで診断する精神科医は典型的なヤブ医者ですが、自殺の調査では本人がもういないのですから、遺族から詳細に話を聞くしかないのです。

そこで面接調査では、遺族が症状を見落としていないか、あるいは逆に、症状を強調し過ぎていないか、などに注意しながら判断していきます。張さんは心理学的剖検調査の信用性について、「調査の詳細を詳しく説明しても、『信用できない』と言う人はいます。そのような人には、『そうすると精神医学そのものが成り立たなくなりますよ』とお答えするしかありません」と語ります。

89%が自殺時に精神疾患状態

張さんの心理学的剖検調査で判明した自殺者の精神疾患の割合は、欧米と同様の高さになりました。自殺者の89％（93例中83例）が、自殺時には精神疾患と診断できる状態にあったのです。精神疾患がないのに自殺に至った「理性的な自殺」とみられる人は、２人（２％）だけでした。この点でも、欧米と変わらなかったのです。

確定できた精神疾患（主診断）の内訳は、うつ病圏（双極性障害や気分変調症などを含む）43人（45％）、アルコール・薬物乱用／依存３人（３％）、統合失調症圏24人（26％）、その他（ステロイド精神病・適応障害・解離性障害）３人（３％）となりました。アルコール・薬物乱用／依存の割合は、有病率の違いを反映しているのか、欧米の調査よりもかなり低くなりました。一方、統合失調症の割合は欧米よりも高くなっていました。統合失調症の人たちの日本での生きづらさが数値に表れたのかもしれません。

この他、情報不足のため確定的な診断を下せなかったものの、精神疾患があったとみられる人が10人（11％）いました。監察医務院の記録などから、うつ病圏と推定される人が７人（８％）、アルコール・薬物乱用／依存と推定される人が２人（２％）、適応障害と推定される人が１人（１％）となりました。

この結果について張さんは、「精神障害を有することがすなわち理性を失っているとは言い切れませんが、精神障害が何らかの形で自殺の過程に関与するのは、洋の東西を問わず同じと考えられます。少なくとも、精神障害の関与が全くない『意志的な死』が日本に多いということはなかった」と結論付けました。

更に、2年後に行った追跡調査によって、遺族の苦悩や葛藤も浮かび上がりました。遺族に生じる抑うつなどの多くは正常な悲嘆反応で、時間の経過とともに収まっていきます。しかし、PTSDに陥ったとみられる遺族もいました。「こころのケア」の押し売りは迷惑ですが、適切なサポートが必要なのに得られない遺族が少なからず存在していたのです。

国立精神・神経医療研究センターも調査実施

張さんが先鞭をつけた心理学的剖検調査は、2007年の自殺総合対策大綱（5年ごとに見直し）でも重視され、国立精神・神経医療研究センター（NCNP）の研究チームが、同年から10年続けた対象100人超の心理学的剖検調査につながりました。この研究チームには第1章の松本俊彦さんも参加し、自殺者の多くが精神疾患に罹患していたことが改めて分かったのです。また自殺者は、親からの虐待や学校でのいじめ被害、職場でのパワハラなど、度重なる被害を受けた人が多いことも判明しました。トラウマ体験の積み重ねがうつ病などの発症につながり、自殺のリスクを高めたのかもしれません。

こうした知見を踏まえて、張さんは次のように語ります。

「自殺予防を考えるためには、自殺の入り口となるネガティブなライフイベントと、自殺するまでの間の中身を考えることが大事です。倒産の憂き目にあった社長が全員自殺するわけではありません。どんな人が自殺の方向に進むのか、ということを考えないといけないのです。そこで、自殺者の生前の状況を詳しく調べる心理学的剖検調査が必要になります」

「自殺に至る過程では、リストラ、借金、離婚、病気などのネガティブなライフイベントがまずあって、適切なサポートを得られないまま精神的に追い込まれていきます。最終的な段階では、多くの人が精神科の診断がつく状態になって、自殺プロセスが加速される。私はそのように考えています」

「既に統合失調症やパーソナリティ障害などの精神疾患がある人も、追い込まれていくと、多くがうつ病やうつ状態を併せ持つようになります。うつの恐ろしいところは、マイナス思考が非常に強くなったり、こころの視野狭窄《しやきょうさく》と言われるような状態になったりすることです。その結果、他の選択肢が冷静に考えられなくなって、『もう駄目だ』『死ぬしかない』という心理状態に陥り、自殺のプロセスが加速されます」

「重傷を負って病院に運び込まれた自殺未遂者を対象とした日本の調査では、適応障害の診断がつく人が約2割に上っていました。これは海外の割合よりもかなり高く、日本人は比較的軽いうつでも自殺しやすいことを示しています。文化的な背景は、自殺に対するこころのハードル（心理的な閾値）を低下させるのかもしれません。こころのハードルが低いと、比較的軽いメンタルヘルス不調でも自殺につながる恐れがあります」

もし、自殺の多くが「意志的な死」だとすれば、それは自ら望んだ死であり、自分で決めたことなので、第三者は「仕方がない」と受け止めがちです。ところが、張さんやNCNPの調査で分かったように、日本でも自殺者の多くはうつ病を中心とした精神疾患によって、「自殺させられている」のです。それゆえに、張さんは各地でこう訴え続けています。

「うつ病などの精神的な変調が介在する自殺行動は、絶対的に予防や治療の対象になります。だからこそ、自殺は止めないといけないのです」

精神科に丸投げはダメ

とはいえ、自殺者の多くは精神科受診歴があることからも分かるように、精神科に行くだけで自殺を止められるわけではありません。うつ病を発症するに至った環境要因には目をつぶり、5分診療と投薬が主体の精神科に丸投げするだけではうまくいかないのです。

1998年、日本の自殺者数は急増して年間3万人を超え、以後2011年まで3万人台が続きました。この異常事態の中で、うつ病の早期発見や早期治療が自殺対策としても有効だと考えられるようになり、精神科受診が推奨されました。

21世紀初頭は、製薬会社主導のうつ病キャンペーンが過熱した影響もあって受診者が増え、SSRIを中心とした抗うつ薬の処方量が急増した時期でもあります。ところが、年間自殺者数がすぐに減ることはなく、高止まりを続けました。

筆者はこの時期、精神科でベンゾジアゼピンや抗うつ薬を不適切に処方され、抑えが効かなくなって衝動的に自殺したとみられるケースを多く取材し、記事にしました。抑うつ症状を改善させるためのSSRIなのに、人によってはハイになり過ぎて自殺行動につながることが分かってきたのです。自殺の一部は、精神医療によって明らかに誘発されていました。そのため今では、ベンゾも抗うつ薬も、慎重な処方が呼びかけられるようになっています。

「精神科に頼るだけでは自殺を減らせない」。そう気付いた民間組織や地方自治体などが動き出しました。自殺のサインに気付いて声をかけるゲートキーパーの養成、悩みを抱える人への声掛けと傾聴《けいちょう》、家庭問題や経済問題等の相談窓口紹介など、地域の総力を挙げて自殺を防ぐ仕組みづくりが始まりました。筆者はこの当時、ゲートキーパー研修を受けたスナックのママが、疲れたオジサンたちをカウンター越しに優しく見守る活動などを取材しました。自殺の名所では、ボランティアによる声かけ運動も展開されました。こうした尊い努力の積み重ねで、２０１０年代は年間自殺者数が減り続けることになったのです。

「死にたい」と打ち明けられた時の対処法

「もう死にたい」

家族や友人からいきなりそう打ち明けられたら、あなたはどうしますか。

張さんも「診察室で急にそんなことを言われたらビビってしまう」と言います。しかし、すぐに冷静になれるそうです。なぜなら、「そう言われた時に対応する秘訣を知っているから」。その秘訣を教えてもらいました。

まずは良くない返し方から。「『何を馬鹿なことを言っているの！』。これはダメです。なぜなら、『死にたい』という気持ちは、『今から死にます』という宣言ではありません。『死にたい』という言葉の中身や背景はつらさなのです。つらいから『死にたい』という言葉が出ているのです。そこを理解しないといけない」と張さんは語ります。

「『死にたい』と言われたら、それを『死にたいほどつらいんだね』と自分の中で翻訳して、そういう言葉を返してあげる。『そんなことを言うなんて驚いた』という気持ちは伝えていい。その上で、『そんなにつらかったんだね』と言うことから始めます。シュナイドマンは、こうしたつらさを『精神痛』と表現しました。『死にたいほどつらい』というこころのSOSなのだと理解することが大事です。そこから『何があったの』と傾聴を始める。これが正解です」

傾聴のポイント

傾聴も、ただ漫然と聞くだけでは不十分だと張さんは言います。

「傾聴ではまず、ひとしきり話を聞いて、全体像を把握します。その上で、『こんな見方をしてはどう?』『ここに相談してみてはどう?』と提案してみます。それにのってくれば解決の糸口は見えてきます。でも、『ダメだ』の一点張りだったら要注意です」

「解決の糸口が見えそうもない時は、死にたい気持ちがどれくらい切迫しているのか評価します。バリバリのうつになっているかどうかを見極め、自殺の危険性がどれくらいあるのか確認するのです。睡眠、食欲、希死念慮《きしねんりょ》や悲観思考の強度、マイナス思考の強さ、などが確認のポイントです」

「妄想のレベルが強くて、訂正不能な誤った考えを抱いている場合（考え方の極端な視野狭窄が進んで周囲の言葉に全く耳を貸さないような状態）は、すぐに医学的治療を始めないといけません。不安や焦燥がかなり強い、考え方が混乱している、時系列で話せない、などの場合も放っておけません」

「そのような時は、話を聞いている最中にも、とにかく生につなぎとめます。『あなたが死んでしまったら家族が悲しむよ』と言うのが通常ですが、中には家族とうまくいっていない人もいます。それならばペットなどでもいいので、『あなたが死んでしまったらペットの世話を誰もできなくなってしまう』などと言って、生につなぎとめることに焦点を当ててください。こうした言葉を挟み込みながら、傾聴を続けていきます。そして、入院を含めた医学的な治療につなげます。次へのつなぎを考えるのがゲートキーパーの大事な役割になります」

「自殺の手段や計画を、具体的に考えている場合も危険です。『もしかして、自殺の方法とか準備しているの？』などと、知りたい情報をしっかり尋ねて評価することが大事です。例えば、決行を考えている場所などを聞きます。尋ねても大丈夫です。聞くことで自殺が誘発されることはありません。つらいからそのような状態になっているわけで、最後の最後まで悩んでいるのです。だから、いろいろ聞いてくれる方がいいのです。『死にたい』とは言わないものの、明らかにつらそうな人に対して、『もしかして死にたいと思っている？』などと尋ねても大丈夫です」

「遺書は、書いていないからといって安心できません。遺書を残す人は4割くらいと言われているからです。遺書を書いたと明かした人には、誰宛に書いたのか尋ねてください。その人がキーパーソンだからです。何かを言いたい人の名前が書かれています。その人が問題解決の大きな糸口になります」

「疎外感」と「お荷物感」で深まる絶望

自殺を考える人の心の中は、絶望感に満ちています。しかし、絶望という捉え方は大雑把過ぎて、周囲はどう働きかけたらよいのかわかりません。「未来に希望を持とう」「きっと明るい未来があるさ」などと言っても、白々しいだけです。張さんは「絶望の中身を見ないといけない」とし、その中身とは「疎外感とお荷物感」だと語ります。

「疎外感とお荷物感は、アメリカの心理学者ジョイナーが指摘しました。自分がどこにも属していない疎外感と、周囲のお荷物になっているのではないかというお荷物感が、自殺行動に関係するというのです。これは私の経験からも納得できます。この2つの感情こそが、絶望の中身ではないかと私は考えています」

この疎外感とお荷物感は、周囲のサポートを充実させることで緩和できるはずです。しかし、明らかに病的スイッチが入った時は周囲の声もこころに届きません。そんな時は、医療機関の受診を促すことが大事です。

「疎外感やお荷物感は、うつ病の時に特に強くなります。これは明らかに、脳の中で自殺を引き起こすような良くない変化が起きている状態ですから、セロトニンなどを適切に使った医療の関与が必要になります。それでうつ症状が和らぐと、過剰な疎外感やお荷物感も減っていきます」

自殺未遂に至ってしまった時は、入院治療で自殺の危険を回避することが有効です。ただし、入院先で過剰な鎮静や安易な隔離・身体拘束など、不適切な行為を受けると絶望感がますます強まり、回復後もトラウマが残ります。精神科病院の質には大きな差があるので、クチコミを含む情報を普段からたくさん集めて、適切な医療機関選びができるようにしておくことが肝心です。

もちろん、「医療につなげたから安心」ではなく、周囲の継続的な支援は欠かせません。ですが、周囲の人たちも支援に費やせる時間には限りがあります。傾聴がかなり長引いた時には、どうやって話を終わらせればよいのでしょうか。

「傾聴をひとまず締めくくるには、『何がどうなればいいですか』『何がどうなればあなたは自殺せずに済みますか』などの問いかけをします。傾聴して、その人の全体像が分かり、解決法がいくつか浮かんできたら、こちらが考える正解を言う前に、本人に考えをまとめてもらうのです。最終的には、本人の問題として取り組んでもらわないといけないので、何がどうなればいいかな、という問いかけはすごく大事です」

「この問いかけに対して、取りつく島もない人は混乱状態が起きているので、放置してはいけません。そうでなければ、本人の中の一番大きな問題に行きつきます。問題解決に役立ちそうな相談窓口を紹介したり、改めてその問題を一緒に考えるための約束をとりつけたりしてください。そうすれば、傾聴をひとまず終えても大丈夫です」

今こそ必要な心理学的剖検調査

２０１０年以降、10年連続で減少した日本の年間自殺者数は、新型コロナによる社会的混乱の中で再び上昇傾向に転じました。警察庁の自殺統計によると、コロナ前の２０１９年の年間自殺者数は２万１６９人でしたが、２０２２年は２万１８８１人となりました。

２０２２年の自殺者の原因・動機は「健康問題」が約６割、「家庭問題」と「経済・生活問題」がそれぞれ約２割となっています。ただし、この原因・動機は警察の聞き取りによるもので、詳細な調査に基づくものではありません。

若者の自殺も深刻化しています。日本は10代から30代までの死因の１位が自殺（２０２２年人口動態統計）という、先進７ヵ国では他にない嘆かわしい事態に直面しています。２

022年には、小中高生の自殺が統計開始以来、最多の514人となりました。

日本の子どもや若者は一体、何に追い込まれているのか。どうしたら死を防げるのか。今こそ国が主導して、10代の若い自殺者も対象とした大規模な実態調査を行うべきなのに、そんな研究が行われる気配はありません。

逆に、2017年に見直された自殺総合対策大綱（第3次）では、旧大綱にあった「実態解明のための調査の実施」という項目や「心理学的剖検」の記述が削除されました。その結果、調査方法や調査員養成、遺族支援などの手法を確立してきたNCNPの研究は終了。2022年10月に閣議決定された自殺総合対策大綱（第4次）にも、新たな心理学的剖検調査を行うような記載はありません。

未来を担う若者たちの絶望が深まっているのに、この国は詳しい実態を探らぬまま、付け焼刃の対策でお茶を濁そうとしているのです。張さんはこう語ります。

「うつ病などを招く社会的要因は時代と共に変化します。うつ病と発達障害の関連など、新たな知見も生まれているので、海外では継続的な心理学的剖検調査が行われています。日本と同様に自殺者数が多い韓国では、国が心理学的剖検センターを作って研究に力を入れています。日本はこの分野でも世界から取り残されています」

「遺族支援も不十分です。日本では今も年間10万人くらいの自殺遺族が生まれ、この20年でみると、その数は２００万人から３００万人にもなります。遺族支援の部分は制度としては継続していますが、役割を担う都道府県は遺族との関わり方が分からず、パンフレットを渡して終わることも多いので、利用者は極めて少ない状況です」

ＮＣＮＰの心理学的剖検調査が打ち切りになった背景には、自殺対策に関係する組織間の幼稚な感情的対立があったとも囁かれています。そんなことで国民の命を守るプロジェクトが頓挫したのだとしたら、極めて嘆かわしい大問題です。

この国の官僚や有識者には「理性的な思考」が欠落しているのかもしれません。それこそ、国としての自殺行為です。

COLUMN

面接時間を延ばす

経営の工夫で精神療法の質向上

国立精神・神経医療研究センターの理事長・総長を長く務めた精神科医の樋口輝彦さんが、防衛医科大学校病院院長などを務めた精神科医の野村総一郎さんらと共に、東京・四谷に六番町メンタルクリニックを開設したのは２０１５年のことです。このクリニックには、２人の他にも経験豊富な精神科医が多数在籍し、外来を担当しています。診療の面接時間が比較的長いことでも知られています。

精神科は診療報酬が低く、精神科医が患者の話に15分、20分と耳を傾けても報酬は増えません。５分以上、30分未満の精神保健指定医診察は一律３３００円と決められているからです。このため、外来診療は5分程度の短時間面接が普通なのですが、六番町メンタルクリニックでは、必要に応じて医師に話をしっかり聞いてもらえるのです。

筆者はこうした評判を聞き、２０１６年に野村さんを取材して読売新聞夕刊に特集記事を書いたことがあります。２０２１年に改めて行った取材で、野村さんはこう語りました。

「病院で時間に追われていた頃と比べると、薬を使う患者さんの割合がだいぶ減りました。精神疾患には生物学的な要素があるので、薬を否定しているわけではなく、むしろ私は薬を積極的に使う方です。それでも、面接時間が長くなると患者さんの回復度が上がり、薬が減っていくのです。今、私の外来で薬を使っている患者さんは3割くらいです」

もちろん、面接時間を単純に長くしただけで患者の回復が早まるわけではありません。

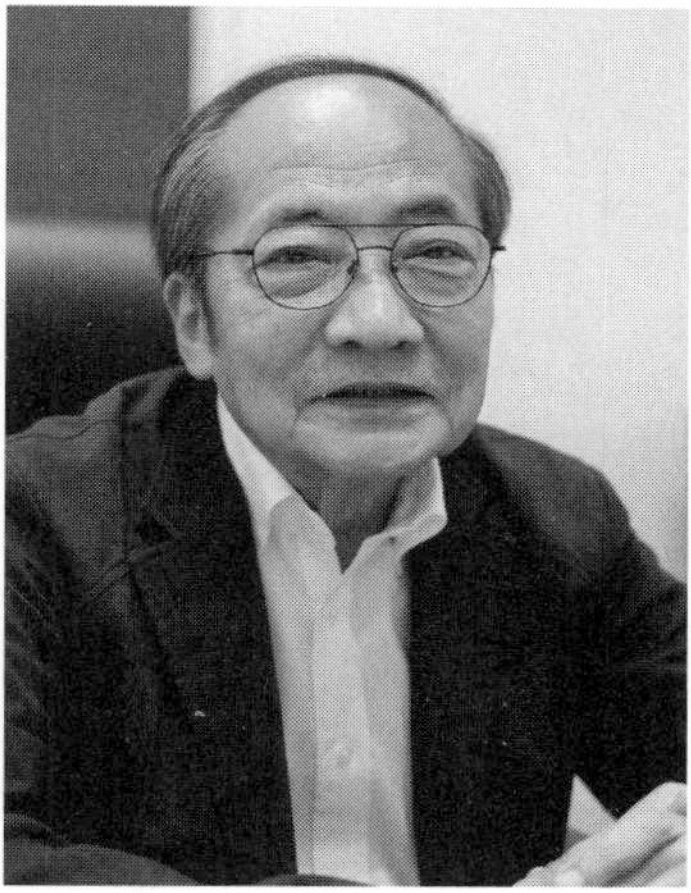

樋口輝彦《ひぐちてるひこ》さん

Teruhiko Higuchi

国立精神・神経医療研究センター名誉理事長／日本うつ病センター名誉理事長。1972年、東京大学医学部卒。昭和大学藤が丘病院精神神経科教授、国立精神・神経センター国府台病院院長などを経て、2010年から2016年まで国立精神・神経医療研究センター理事長・総長。2014年、アジア初のゴールデン・クレペリン・メダルを受賞。

もともと精神療法の技術が高かった野村さんだからこそ、面接の延長効果が表れやすかったのでしょう。野村さんは近年、面接の中で「老子哲学」を生かし始めたそうです。「老子哲学の根幹には、『無為自然《むいしぜん》』（ことさらに知や欲を働かせず自然に生きる）という考え方があり、老子が書いたと伝えられる『道徳経《どうとくきょう》』には、弱さの勧めがちりばめられています。うつ病などのメンタルヘルス不調に陥りやすい人は弱い自分を許せず、強くあろうとして頑張り過ぎる側面があります。そこで老子の言葉を借りて、『あえて弱く生きてみよう』と勧めているのです」

「『道徳経』では、『自分と他人を比べるな』『他人との関係性に必要以上に苦しめられるな』ということも表現を変えて繰り返されています。人の目を気にして精神的な疲労が溜まりがちな人ほど、老子哲学は響くはずです」

こうした老子哲学のエッセンスを患者に一言で伝えるために、野村さんが作ったキーワードが「ジャッジフリー」です。

「ジャッジ（判断）を意識的に止める、という意味です。私たちは様々な局面で、ジャッジをほとんど無意識にしています。優劣をつけ、勝ち負けを意識し、上に見たり下に見たりしています。『お金がある人は幸せ。ない人は不幸』『顔がいい人は幸せ。そうでない人は不幸』『仕事で評価されている人は偉い。されていない人はダメ』『友人が多い人は素敵。少ない人は寂しい』『話が上手な人はかっこいい。口べたな人はかっこ悪い』。数え上げればキリがないほど、世の中はジャッジにあふれています。このようなジャッジは的外れなことが多いのに、心に余裕がなくなるとジャッジが頭をもたげてきます。そして自分と他人とを比べて、自分の不運や不幸を嘆き、苦しくなります。そのような時に、何が正しく、何が正しくないか、というジャッジをいったん止めてみる。そして、『このままでもいい』『ありのままでいい』という思いを芽生えさせるのです」

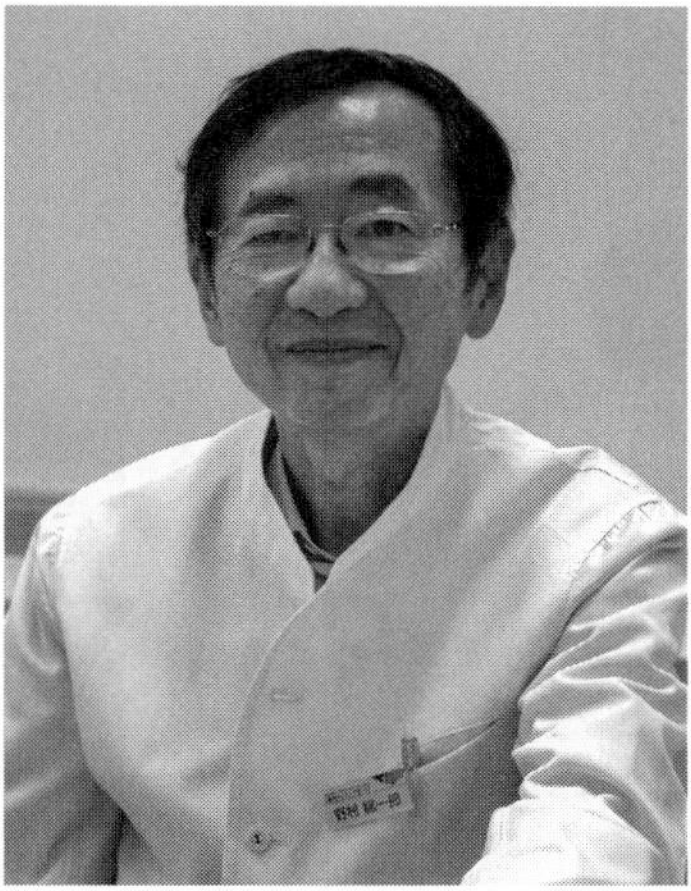

野村総一郎《のむらそういちろう》 さん

Souichirou Nomura

六番町メンタルクリニック名誉院長。1974年、慶應義塾大学医学部卒。テキサス大学、メイヨー医科大学などを経て、防衛医科大学校精神科教授。2012年、同大学校病院院長に就任。2015年から同クリニックで診療。読売新聞朝刊「人生案内」の回答者を長年務める。著書は『人生に、上下も勝ち負けもありません』（文響社）など。

野村さんが勧める老子の教えの中には、「琭琭《ろくろく》として玉の如く、珞珞《らくらく》として石の如きを欲せず」という言葉があります。美しいダイヤモンドのような存在になりたいとか、つまらない石ころのような存在になりたいとか、そういうことはどうでもいい。このふたつに優劣はなく、自然の姿を受け入れて生きていく、という意味です。このようなジャッジフリーな境地に至れば、確かに生きるのが楽になりそうです。その上で、改めて様々なことに挑戦したい、のし上がりたい、という意欲が沸いてきたら、「老子の教えにこだわる必要はありません。妄信や過度のこだわりを捨てることもジャッジフリーです」と野村さんはアドバイスしています。

六番町メンタルクリニックは、２０２３年で開業から8年になりました。丁寧な診療を続けると赤字が膨らむはずなのに、なぜ存続できているのでしょうか。その秘密を樋口さんが明かしてくれました。

「私たちのクリニックは医療法人ではなく、一般社団法人が運営しています。一般社団法人日本うつ病センターの中に、３つの機能を持たせているのです。診療部門としての六番町メンタルクリニック、精神療法部門としてのカウンセリングセンター、そして、主に企業のメンタルヘルスをサポートする産業メンタルヘルスセンターです。クリニックを続けていくために、そのような形にしています」

「日本の精神科医療は非常に低い医療費で行われており、それゆえの困難な現実に直面してきました。長らく精神科特例というものがあって、医師1人が入院患者さん48人を担当するという、現実にはありえない状況に置かれてきたのです。これに対して一般診療科では、例えば内科では16人に1人、というふうに精神科とは全然違います。それに伴って、診療報酬も精神科は一般診療科の半分以下や3分の1に抑えられています」

「診療の内容については、個々の医者の資質も影響するのですが、経営を成り立たせるには大勢の患者さんを診なければいけないので、質がどうしても下がってしまいます。この仕組みをなんとかしないと診療の質は上がらない。そこで私は、厚生労働省の委員会や検討会などにもいろいろ関わらせていただきました。でもなかなか、ちょっとやそっとでは動きません。国は、がん対策にはものすごくお金をつぎ込むのに、精神科医療にはお金をつぎ込もうとしないのです」

「国民のみなさんのコンセンサスを得られないという、このあたりが一番大きな原因かと思います。でも手をこまねいてはいられない。今のシステムに乗ってやっているだけでは変わらない。もう少しマシな精神科医療を実現するためにはどうしたらいいか、仲間たちと考えました。私も歳を重ねましたから、あと10年も生きればおしまいになりそうなので、今なんとかしないといけない。そこで考えたのが、一般社団法人としてクリニックを運営する仕組みだったのです」

「今の診療報酬制度では、患者さんひとりひとりにしっかり向き合うと採算が合いません。そこで一般社団法人として、一般企業に対するメンタルヘルスサポートなども行います。これは診療以外の部分です。そこで得た収入を診療の方に回すやり方をとって、診療の内容やクオリティの向上を目指しています。実際にやってみて、どこまでいっているかというのは、自分たちで評価する話ではないのでなんとも言えませんが、そんなことをやっています」

投薬一辺倒ではなく、患者の話にしっかり耳を傾けて回復に導く精神科医の中には、筆者の取材を受けてくれない人もいます。名前が知られると患者が更に増えて、ひとり当たりに使える面接時間が減り、診療の質が下がることを恐れるからです。

筆者は、患者を本当に回復させられる精神科医がプラスの診療報酬を得られる仕組みが、遠くない未来にできることを願っています。そのためには、国民全体がメンタルヘルスの重要性を認識し、精神疾患への理解や知識を深め、適切な精神保健医療福祉の実現のために国が多額の金を投入することを認める必要があります。

ただし、ここで言う精神疾患への理解や知識とは、「うつは薬で治る」といった類の製薬会社の身勝手な宣伝文句ではありません。「精神疾患に対する薬の効果は限定的で、副作用が多い。精神療法や環境調整を含む多様な関わりが必要だ」という常識を共有する必要があります。そして、こうした知識を子どものころから身に着けるための真のメンタルヘルス教育が欠かせないと筆者は思っています。

一般社団法人日本うつ病センターでは、著名な精神科医たちが次々と登場する一般向けの無料メンタルヘルスセミナー（近年はオンライン開催）にも取り組んでおり、最新の医療情報を知るよい機会になります。過去の講演動画も同センターのWebサイトで見ることができます。

第７章　入院医療「新時代を切り拓く民間病院」

Kouhei Horikawa

堀川公平《ほりかわこうへい》さん

のぞえ総合心療病院理事長・院長。1976年、東京慈恵会医科大学卒。久留米大学に入局し、実家の精神科病院で働く。留学した米国メニンガー・クリニックで理想的なチーム医療と出会い、帰国後に野添病院（久留米市）を買い取って独立。2005年、病棟を一新して現在の名称に改めた。2019年、児童思春期病棟を持つのぞえの丘病院を開院。

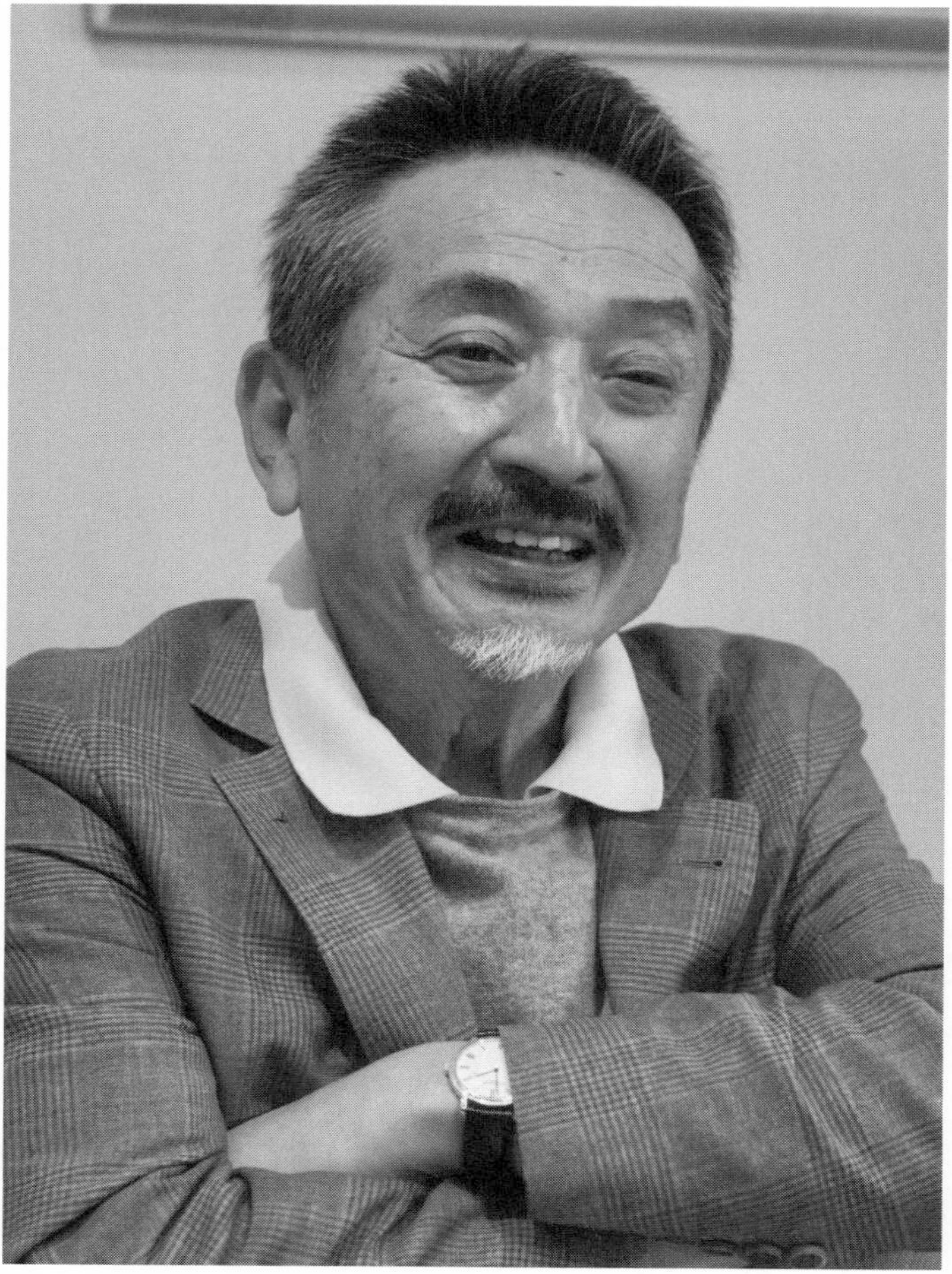

Hiroyuki Watanabe

渡邉博幸《わたなべひろゆき》さん

千葉大学社会精神保健教育研究センター特任教授。1992年、千葉大学医学部卒。同大学病院勤務を経て、総合病院国保旭中央病院（千葉県旭市）で入院患者の地域移行と精神病床の削減を進める。この実績を買われて2016年、千葉市内の民間精神科病院の院長に就任。病床削減、ストレスケア病棟開設、多機関多職種連携などの改革を進める。

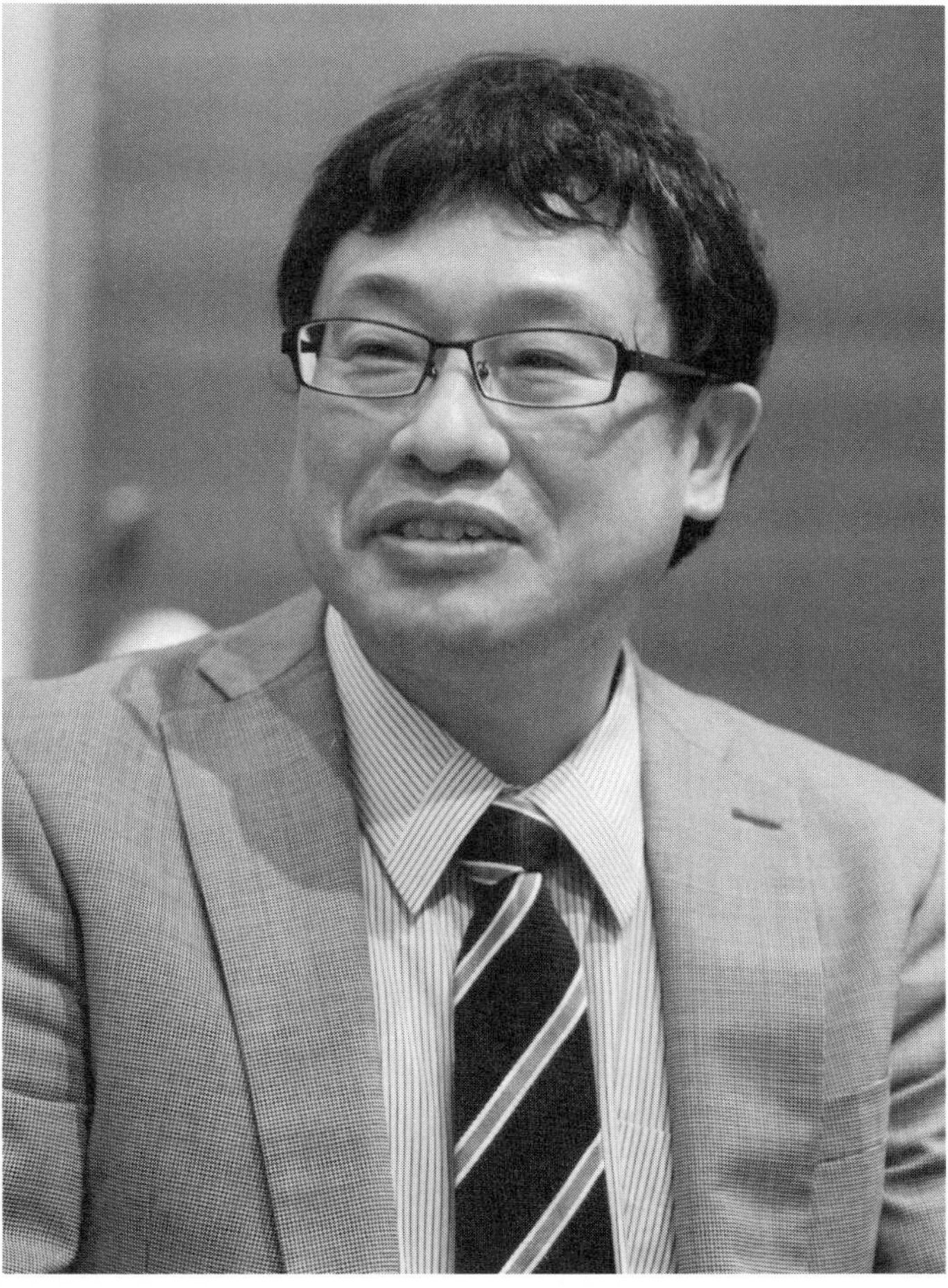

「これってウソか間違いでは？」

福岡県久留米市にある精神科病院「のぞえ総合心療病院」の理事長・堀川公平さんと出会ったのは、筆者の失礼な勘違いがきっかけです。２０１２年のことです。

当時、読売新聞で医療記者として働いていた筆者は、精神科がある全国の病院にアンケート調査を行い、処方の状況や認知行動療法の実施状況、入院患者の平均在院日数などを調べていました。

主に統合失調症に使われる抗精神病薬を何種類も重ねて使い、強い抑制作用で「薬物拘束」する人権侵害が平気で行われていた時代です。薬物処方の国際的な常識である単剤処方（同じ効果の薬は1種類にして何種類も重ねない）が日本では守られず、各病院での抗精神病薬単剤化率（抗精神病薬を単剤処方している入院患者の割合）は、20～40％程度と低空飛行を続けていました。

ところが、のぞえ総合心療病院（以下、心療病院と表記）は、単剤化率を「１００％」と回答してきたのです。すぐに電話をかけて確認しました。

「これは表記ミスではないでしょうか。単剤化率０％を１００％と書いてしまったとか」

応対してくれた堀川さんはこう答えました。「他の病院と比較すると、ウソみたいに思えるでしょうね。薬の切り替え時などに2種類になることはありますが、単剤化を常に意識しています。ぜひ見学に来てください」

すぐに久留米に飛んで行きました。そして、院内を見せてもらいながらこの目で確認したのです。調査時点では100%で間違いなく、年間を通しても、ほぼ100%を維持していることを。

ウソみたいな精神科病院行き路線バス

11年後の2023年3月下旬、筆者は堀川さんと再会するため、JR久留米駅前で路線バスを待っていました。病院があるのは本数の多い八女《やめ》方面なので、西鉄バスがすぐにやって来ました。その前面の行先表示を見た瞬間、あの言葉が再び脳裏をよぎりました。

「ウソ⁉」

路線バスの行先（終点）が、「のぞえの丘病院」となっていたのです。心療病院の近くに新たにできた児童思春期病棟を持つ精神科病院のことですが、筆者が驚いたのは関連病院が増えたことではありません。路線バスの一番目立つ所に、民間精神科病院の名が堂々と表示されていることに我が目を疑ったのです。

「何か問題があるの？」と思った人は、きっと平成生まれでしょう。ケガレなきその感性は正解です。ですが、筆者のように昭和を引きずる人間は、額に「精神科病院行き」と掲げた路線バスが街中を平気で走り、市民が普通に乗り降りするインクルーシブな光景を現実とは思えず、皮肉とユーモアに満ちたパラレルワールドに迷い込んだかのような目眩《めまい》に襲われるのです。「堀川さんがまたやってくれた」。筆者は30分弱の車中でニヤニヤが止まりませんでした。

終点となるのぞえの丘病院（以下、丘病院と表記）は、バスロータリーも完備しています。その少し手前のバス停で下車して、まずは心療病院に向かいます。地元住民の憩いの場でもある敷地内の広場では、約３００本の桜が満開目前となっていました。堀川さんが植樹を進めていた前回訪問時は、まだ小さくヒョロヒョロだった木々が、病院の成長を象徴するかのように逞しく育っていました。

「庭の桜が綺麗でしょう。今年はコロナが落ち着いたので、ご近所からの花見客で賑わいますよ」と嬉しそうな堀川さん。畑が広がる周辺地域を徒歩や車で巡りながら、患者（障害福祉サービス利用者）たちが働く石窯ピザ店「カフェ・イル・ヴァント」（就労移行支援、就労継続支援B型）や、地域住民も利用可能な保育園など、丘病院の近くに新たに作った施設も見せてくれました。

満員御礼のバイキングレストラン

2つの病院から少し離れた国道3号線沿いには、2003年から営業を続けるバイキングレストラン「風と虹の店」(就労移行支援、就労継続支援B型)があります。客数が伸び悩んだ時期もありましたが、味とサービスへのこだわりが実を結び、今や広い駐車場が慢性的に不足するほどの人気店となっています。20人以上の障害福祉サービス利用者が日々働くホールや厨房は、活気に満ちています。平日はランチタイムのみですが、土日はディナータイムも営業しています。

「実社会で通用しない赤字続きのレストランでは、一般就労移行支援などできません。赤字が出るようであれば、そうならないようにスタッフも利用者も一緒になって努力できる職場にしなければいけない。『福祉事業だから』という甘えを捨てたことが、成功につながったのだと思います」と堀川さんは語ります。

筆者はこの店で昼食をとりました。バイキングの品ぞろえに圧倒され、複数ある取り皿の選択に迷っていると、若い男性利用者が声をかけてくれました。「お好きなものを取っていいんですよ。気にせず自由に選んでくださいね」。

そう、これなんです。精神疾患のある人の多くが持つ気配りや気遣い。困っていそうな人にためらいなく注ぐ彼らの優しさが、とても心地よいのです。食材にもこだわった料理と共に、この雰囲気を美味しくいただきました。

「2024年の春にはホースセラピー施設を始める予定です。動物好きな患者さんたちが馬の世話をして、近所の人や子どもたちに乗馬を楽しんでもらいます」

堀川さんのチャレンジは止まりません。同席した事務部長の青木和茂さんが、苦笑しながら語ります。「馬を飼う許可を得るのが本当に大変でしたよ。精神科病院が馬を飼って乗馬を提供するなんて、前代未聞ですからね。連日駆けずり回って、どうにか目途が立ってきました」。大変大変と言いながら、青木さんはとても楽しそうです。

米国で学んだ治療共同体

堀川さんは、久留米市内で精神科病院を経営する家の次男として生まれました。

「子どもの頃の僕はASD（自閉スペクトラム症）の傾向があったと思います。ほとんどしゃべらない子で、幼稚園の時のお芝居では石のお地蔵さん役でした。今から思えば、母親が自分にあまり愛情をかけてくれないと思い込んでいたところがあって、そういうのが影響したのかな」

「それが小学3年生の時、鉄棒に頭をぶつけて寝込んだら、母親が突然優しくなった。母親の愛情ってものを初めて感じて、突然目覚めて、今度は覚醒し過ぎて多動児になってしまった。担任の先生から放浪癖があるだのなんだのと、いろいろ言われましたよ。でもその結果、勉強もするようになったから今があるのですね」

周囲の期待に応えて精神科医になり、実家の病院で働き始めました。ところが、胸の奥で違和感がくすぶり始めました。「当時の実家の病院は多剤大量の薬が処方され、10年、20年と入院し続ける患者さんばかりでした。『こんなことでいいはずがない』と思うようになったんです。そして、5年ほどの勤務の後、米国・カンザス州の精神医療施設メニンガー・クリニックに1年間留学しました」

「その施設には統合失調症の人だけでなく、戦争や性被害でPTSDになった人とか、様々な精神疾患の患者さんが入院していました。危機管理病棟以外は全て開放病棟で、長期入院病棟、短期入院病棟、薬物依存症病棟、アルコール依存症病棟、摂食障害病棟などに細分化されていました。1病棟はほとんどが12床から18床（日本の精神科病棟は50床から60床ほど）。多くの患者さんを詰め込んでいる日本とは大違いで、病院はこうでなくてはムリよね、と強く思いました」

日本の精神科病院は、20世紀半ばの国の政策によって「安かろう、悪かろう」な医療を強いられてきました。一般診療科の病院と比べて、精神科病院の医師は3分の1でいい、看護師は3分の2でいい、という基準を国が作ったのです。入院患者へのケアを充実させるにはこの基準以上のスタッフが必要ですが、増員すると病院経営が揺らぎます。このため、精神科病院は患者の症状を良くすることよりも、病床を埋め続けることに専心し、超長期入院が常態化しました。

患者を閉じ込めるだけの働き甲斐のない職場では、医師や看護師の技術は上がらず、ところが荒れていきます。患者を見下して暴言を浴びせる光景が日常化し、過剰な隔離・身体拘束が横行しました。20世紀半ば以降、世界は患者を地域でケアする方向に舵を切りますが、日本では病院経営者たちが「安かろう、悪かろう」な経営に安住したこともあり、収容至上主義が21世紀に入っても続くことになりました。

「僕はこの留学で、海外と日本の圧倒的な差を見せつけられました。では、日本に戻って何ができるのかといったら、お金がかからないことから始めないといけない。そこで注目したのが、カンザスで体験したチーム医療や治療共同体です。患者さんの持つ力を生かして、患者さん同士の交流を広げて、スタッフもそれに関わっていく。こっちが治療してやるという関係ではなくて、関係を育てていくスタンスです」

快適な環境と良好な人間関係づくり

帰国した堀川さんは実家の病院で数年働いた後、久留米市内の別の精神科病院「野添病院」を買い取って、1994年に理事長に就任しました。この病院も長期入院の患者が大半を占め、理事長就任時の平均在院日数は2156日、入院期間の平均は12年半にも及んでいました。患者を社会復帰に導く意欲に乏しいスタッフばかりでしたが、妻で精神科医の百合子さんとの二人三脚で、すぐに改革に着手しました。

「日本の精神科病院は社会に認知されていません。こっそり隠れていることで、はじめて存在が許されている。だからスタッフの自己評価が低く、その結果、病院自体が病気になっていると感じたのです。病院から治さなければ、入院している患者さんを治せるはずがない」

「まず、組織や体制、経営面などを抜本的に見直しました。その上でスタッフたちに、『社会で傷つき、こころを病んだ人たちは安心して過ごせる場所を求めている。快適な入院環境と良好な人間関係の提供が我々の役目』という意識を植え付けていきました」

続いて、堀川さんは診療の質の向上に取り組みました。

「患者さん同士のミーティングや、患者さんとスタッフが一緒にミーティングをする機会を頻繁に設けて、治療共同体を作りました。長期入院の患者さんと外来の患者さんが交流する機会も作りました。すると入院患者さんの調子が必ず悪くなるので、看護部門から『止めてください』と何度も言われましたよ。でも続けました。社会復帰を諦めていた患者さんたちが、生き生きとした外来患者さんたちの生活を知って悩み、一時的に調子を崩すのは自然なことです。それが社会復帰への第一歩なのです。実際、不安や迷いを乗り越えた患者さんたちが次々と退院していきました」

11年前の筆者の訪問時には、百合子さんが多くのミーティングを担当していました。病院の中で安心感を得て、こころを開くようになった患者たちと、同じ目線で和やかに話す姿が昨日の事のように思い出されます。

堀川さんは、薬漬け状態にあった患者たちの減薬も進めていきました。ベッドサイドに処方内容を張り出し、スタッフ同士でチェックし合えるようにしたところ、「この薬を減らせるのでは」という会話が自然と生まれました。気がかりな患者の情報は、全職種が参加する朝のミーティングで報告して、対応策を全員で考える仕組みも取り入れました。こうした積み重ねが、抗精神病薬の単剤化率100%にもつながったのです。

立ちはだかった地域の壁を崩す

収容の場から医療の場へ。革新的な取り組みが業界内で高い評価を受け始めた野添病院は、2005年に建物を一新して、のぞえ総合心療病院と名を改めました。しかし、この間に波乱がなかったわけではありません。患者たちの社会復帰を継続的に進めていくと、悩ましい事態に必ず直面します。地域住民との衝突です。

「住民の反対運動のことは、各地の事例を以前から知っていたので、地域移行はゲリラ作戦のように密かに進めるしかないと考えました。まずは宿泊型自立訓練施設と福祉ホームB型（現在はグループホーム）を公道に面した敷地内に作り、そこに次々と退院させていくとから始めました。この居住施設をゲリラ拠点というか、ベースキャンプのようにして、地域の住まいを少しずつ、目立たないように開拓していったのです。するといつの間にか、300人以上が地域で暮らすようになった。こうなると気付かれないわけがないよね。苦情電話が頻繁に鳴り始めました」

「その前から色々と対策はしていたんです。病院のスタッフが地域でボランティアをしたり、啓蒙のためのいろんな講座をやったり、患者さんと地域の人たちとの交流の場を設けたり。でも、抗議の電話が鳴りやまないわけです。その時はやっぱり、怒りに震えましたね。僕自身が、患者さんを溺愛する母親のような心境になっていたのだと思います。みんなで一生懸命支えて、やっと退院できて、ようやく生活を始めた人たちを、なぜお前たちはそんなに責めるんだって。それでもう、本当に怒り心頭になっちゃった」

「するとソーシャルワーカーたちが、『先生、そんなに怒らんでください。先生が行くと収まるものも収まらないから、じっとしといてください。私たちがやります』と言ってくれた。それで怒りをぐっとこらえて任せていたら、ある時、地域の人から『（病院として）

町内会に入らないか』と誘われたの。こっちは被害的になっているものだから、『何を今さら』という思いもあったけど、やっぱり嬉しかった。そして入会して、連絡会議などに定期的に出るようになったら、色々なことが分かってきたんです」

「僕らに抗議の電話をかけてくるのは一部の人で、街の中でも浮いている人だと分かった。町内会長がいい人で、『最近、私たちにギャーギャー言わなくなったと思ったら、そっちに向かっていましたか』と同情してくれました。それまで僕は、地域は全て敵だと思っていたのね。でもその瞬間、そうじゃない人が沢山いるってことに初めて気付いた。サイレントマジョリティですね。仕事や子育てを終えて落ち着いた高齢者の中にも、『社会のために何かしたい』と思っている人が沢山いることが分かった。それで僕は力が湧いてきて、地域の中にどんどん入っていくようになって、関係が大きく変わっていったんです」

買い取った病院でのスピード改革

２０１５年には、児童思春期病棟を備えた丘病院を心療病院の近くに作るため、経営難に陥っていた久留米市内の精神科病院を支援して診療の立て直しを始めました。この病院の病床を、新築する丘病院にそっくり移す計画を立てたのです。ところが、支援に入った病院の中は大変なことになっていました。

「看護師は口うるさくて、変な施錠とかあって、薬はてんこ盛り。患者さんは薬漬けのせいであまり動けないから、ポータブルトイレがあちこちにあって、まだこんな所が存在するのかと本当に驚きました」

「そこに僕たちのスタッフが入っていったんです。野添病院の改革を経験しているから、変化のスピードは凄まじく早かった。各患者さんのベッドサイドに処方箋を張り出して、薬をどんどん減らして多くを単剤化した。すると抑制が取れるから、患者さんはワーワー言うようになる。元気になった証拠です。でも元からの看護師たちは、患者さんの症状が『悪くなった』と言ってみんな辞めていった」

「元気が戻った患者さんたちは、もうポータブルトイレなんか要らない。ふつうにトイレに行くようになったのですが、そこがまたひどく汚かった。病床移転で閉鎖するから数年しか使わないのは分かっていたけど、お金をかけてトイレも綺麗にしました」

「もちろんミーティングの手法も取り入れて、治療共同体を作ってみんなで話すうちに、半年くらいで患者さんたちが次々と退院し始めました。そして、のぞえの丘病院の用地が確保でき、設計を終えていよいよ建設という時に、苦楽を共にしてきた女房が急死してしまったんです。子どもたちのための病院を作るのが夢だったのに。僕は頭の中が真っ白になって、何も手につかなくなってしまった」

窮地を救ったのは、大学病院の精神科に勤務していた長男の直希さんです。百合子さんの思いを継いで、2019年に丘病院の初代院長となり、心療病院のノウハウを生かした病院づくりを進めました。子どもたちとスタッフが思いを分かち合う集団療法「ホームルーム」などの取り組みがすぐに注目され、2021年にはNHKが児童思春期病棟に長期密着して、番組を制作しました。

深刻な2次、3次障害

堀川さんは毎朝必ず、2病院を回って入院患者たちと言葉を交わしています。筆者は昼過ぎに、堀川さんの案内で丘病院の病棟に入ると、気付いた子どもたちが「先生こんにちは」「なんで今日は帽子を被っているの」などと言って集まってきました。堀川さんが「今日のお昼は何だった?」「おいしかった?」と聞くと、「焼きそば」「うーん、まあまあ」と子どもたち。気軽なやり取りが、この病院の雰囲気を物語っています。児童思春期病棟の平均在院日数は70日。公立学校がうらやむような立派な体育館や、院内学級もあります。隣接する小山には心安らぐ散歩道を作るなど、自然環境整備も堀川さんが進めています。

「病院に来る子どもたちを見て、一番気になるのは発達障害の2次障害です。周囲の人たちは発達障害を理解していないし、どう扱ったらいいのか分からないから、子どもたちは対人的な生きづらさを抱え続けて、いじめなどで2次障害が生じていく。いじめの影響は本当に深刻ですよ。集団から切り離されてシカトされたり、虐待を受けたりして、それで被害妄想みたいな症状が簡単に表れるし、幻聴みたいな症状も起こってくる。そういう背景を医療がしっかり見ずに、薬をグチャグチャに出したりすると3次障害になってしまう。2次障害や3次障害をどれだけ取ってあげられるか、僕らの力が試されています。そして、彼らが自分の特性を理解した上で、人生を歩んでいけるようにするのが僕らの役割だと思う」

人間関係を大切にする病院

丘病院の入院患者の中には、ゲーム障害の子どもが多くいます。

「対人関係がうまくいかず、居場所を無くしてゲーム依存になる子はとても多いです。ゲームの中に居場所を見つけて、お山の大将になることで、自己肯定感や安心感を保っている。そうした心理を分からないお母さんが文句を言ってゲームを奪うと、子どもは暴力で返すこともあります」

「中にはお母さんを刺してしまうケースもあって、そういう子が警察に連れられて救急で来ます。『なぜこんな小さな子が』と、僕も驚くようなことが起こっている。でも少し落ち着いた頃に、『自分でもいかんと思っとったんやろ』と聞くと、みんな『うん』と言いますよ。このままではダメだと思っていたのに、ゲーム以外に術が見つからなかったって。本当はお母さんのことが好きだったって。みんなそうです」

「なんとか生きようとして、しがみついているものを奪い取ろうとするから、必死に抵抗する。そういう子は、『ゲームなんて本当はどうでもよかった。友達が欲しかったんだ』と明かします。全員ではないけどね」

堀川さんが最も大事にしている関わり方。それは子どもの患者に対しても、大人の患者に対しても、同じです。

「僕たちは何よりも、患者さんの孤立を防ぐ働きかけをしないといけない。その中心にあるのが人間関係です。患者さん同士の関係、家族との関係、スタッフとの関係がとても大切で、病院の内外に木々や草花を増やして安らげる環境を提供することも、豊かな人間関係につながります。僕たちは人と人とのつながりを大事にしながらやってきたから、自然とこういうふうな病院ができたと思うのです」

改革か倒産か、民間病院の分かれ道

日本の精神病床数（精神科のベッド数）は、１９９４年の36万２０００床をピークに減少しています。それでも、世界の精神病床の２割近くを占める32万１８２８床がまだ存在し、約26万人（２０２２年医療施設調査・病院報告）が入院しています。

入院患者のうち、半数を超える13万人超は強制入院させられており、そのほとんどを家族の同意で行う医療保護入院が占めています。家族が強制入院に関与する制度は世界を見渡しても異例です。精神疾患は無いのに家族の悪巧みで強制入院させられる事件もあり、不正の温床となっています（事例は拙著『精神医療ダークサイド』などをご参照ください）。

精神疾患の医療費（国民医療費の概況）は、２０２１年度で１兆９６５３億円。このうち１兆３４７３億円は入院医療費ですが、変化の波は迫っています。入院期間が３ヵ月を超えると診療報酬が減る仕組みなどが浸透し、若い入院患者の平均在院日数は劇的に短くなっています。このため近い将来、病床を埋められなくなった民間精神科病院の倒産、廃業が相次ぐと予想されています。

日本の精神病床は明らかに過剰なので、大量倒産を待ち望む声は小さくありません。「公立病院にだけ少数の精神病床を残して、民間病院は全廃すればいい」と考える人もいます。しかし筆者は、患者が安心して過ごせる場所を保険診療内で提供しようと努力する民間病院には、ぜひ生き残って欲しいと思っています。過酷な生活や孤立によって心身が疲弊し、良質な病院への一時避難が必要な人たちが数多く存在するからです。

マターナリズムが招いた長期入院

目覚ましい改革を進める民間病院は、東日本にもあります。千葉大学特任教授の渡邉博幸さんが、2016年から院長を務めるK病院もそのひとつです（受診者の急増を避けたい病院の意向で匿名にしています）。

100年近い歴史を持つK病院は、「精神医療は家庭的看護によって開放的に行われるべきである」という開設者の言葉を治療理念としています。しかしご多分に漏れず、超長期入院患者が病床を埋めた時期もあります。渡邉さんはその理由を「生きづらい社会から患者さんを守ってあげるというマターナリズム（母性主義）が強くなり過ぎて、退院させられずに抱え込む状況が続いた側面もある」とみています。

超長期入院の原因は、異質を排除する国民性と、病院の金儲け主義だけではありません。K病院に限らず多くの病院が目指した「家庭的看護」が、いつの間にか押し付けがましいマターナリズムに変質して、病院職員は患者の自立を阻む過保護、過干渉な毒親（毒母）のような存在になったのです。

渡邉さんは、別の病院で超長期入院患者の退院促進と病床削減に取り組んだ経験があり、グループホームの確保や訪問看護との緊密な連携などのノウハウを、K病院でも生かしました。職員たちのマターナリズムは、地域で生き生きと暮らし始めた退院患者と接するうちに修正され、退院が加速していきました。その結果、4病棟227床から2病棟130床への減床を実現できました。

もちろん、病床削減による減収分をどこかで補う必要があります。プランを作り、実現に移す役割を、渡邉さんは全職員が関係する複数のプロジェクトチームに託しました。その流れの中で、外来の充実にも力を入れることになり、「女性のこころ専門外来（ママのメンタルケア）」「子どものこころ専門外来」「減薬外来」などが開設されていきました。

2020年以降のプロジェクトでは、渡邉さんは「今まで支援が得られなかった人たちの人生が変わり、豊かになる仕組みを作る。ただし金が掛かることは要相談」とだけ伝え、あとは職員の裁量に任せています。すると、トラウマケアなどの新たな取り組みが次々と立案され、心理士が主体的にカウンセリングを行う心理研究所、職員の誰もが実施できるフリーマーケット型ショートケア、児童虐待対応チームの組織化、などが実現していきました。

外来待合室に保育士2人が常駐

病棟の改装も進んでいます。1階の医局を上階に移し、新たに設けた子どもと産後女性用の待合室には、K病院が雇用したベテラン保育士4人が2人ずつのローテーションで常駐しています。保育士たちは、ここで子どもと遊びながら母親の様子も見守ります。育児に不慣れな母親には、子どもとの接し方をさりげなく伝えたり、ここでの様子を医師にフィードバックしたりして、ケアの向上に貢献しています。

周産期や産後の女性患者の増加に伴って、行政の母子保健担当者や助産師が病棟を訪れる機会も増えました。その結果、母子の支援に関わる多様な専門職が定期的に集まり、情報交換を行うようになりました。K病院は、母子保健の分野でも地域の中核施設になり始めているのです。

「若い女性の患者さんは、2017年のストレスケア病棟(20床)の開設をきっかけに増えました。社会の中で傷ついた心身を癒し、再び旅立つためのこころの港を目指すこの病棟は、ドイツ語で港を意味するハーフェンと名付けました。産後うつ病の女性たちに特に好評で、今は10代の子どもが利用することもあります」

ハーフェン病棟は、筆者が2018年に出版した『なぜ、日本の精神医療は暴走するのか』(講談社)で詳しく取り上げています。個室と2床室があり、靴を脱いで上がる無垢材の床（一部の個室はバリアフリー）、大きな窓、間接照明、快適なベッド、清潔なトイレ（部屋によってはシャワーもあり）など、ホテル顔負けの部屋になっています。

1日あたりの差額代は、シャワーとトイレ付きの個室が6000円、トイレ付の個室が4000円、2床室が1000円（いずれも2023年12月時点）です。自治体の判断によりますが、2床室は生活保護の人が利用できたこともあるそうです。渡邉さんは「他の病棟もハーフェン病棟に負けないくらいの改装を進めて、いずれは差額代をなくしたい」と話しています。

ハーフェン病棟の平均在院日数は約30日。広い共有スペースでは、音楽療法、ダンスセラピー、フォトセラピー、マインドフルネスなど、様々なプログラムが提供されています。入浴は午前9時半から午後9時まで、予約すればいつでも可能です。

ストレスケア病棟をスーパー救急病棟に

入院時のケアで特に大事なのは看護力です。しかし、精神科の療養病棟は通常、患者15人に対して看護師1人というお粗末な人員配置を強いられています。前にも書きましたが、国が「安かろう、悪かろう」医療を精神科に押し付けているため、得られる入院基本料などが少なくて人員を増やせないのです。

そこで渡邉さんは２０２０年8月、ハーフェン病棟20床を精神科救急入院料算定病棟（スーパー救急病棟）に転換しました。これにより入院基本料などが増えて、患者10人に対して看護師１人の配置が可能になりました。

ただし、スーパー救急病棟には入院患者の6割以上を強制入院にしなければならない決まりがあります（これが昨今の全国的な強制入院増の一因でもあります）。ハーフェン病棟の患者のほとんどは、自ら望んで入院する任意入院なので、K病院は残りのスーパー救急病棟部分で強制入院を確保する必要があり、常にギリギリのかじ取りを強いられています。

大仕事は豪腕よりも誠実さ

渡邉さんは２０１０年前後にも、千葉県内の公立総合病院で退院促進と精神病床削減を成功させ、その手法は国の医療福祉政策にも生かされました。こうした実績を持つ渡邉さんは、豪腕なイメージを持たれがちですが、実際はお人好しの塊のような人物です。長年放置されてきた精神科病院の歪みと向き合い、組織を束ねて改善に導くパワーはどこから生まれるのか。謎を解くカギは渡邉さんの子ども時代にあることが、取材を重ねるうちに分かりました。

渡邉さんの父親は大工の棟梁《とうりょう》をしていました。「父は大工の仕事だけでなく、消防団や交通安全ボランティアなどにも力を入れていました。火事や台風の時には夜中でも飛び起きて人の為に尽くす性分だったので、今でも『人助け』という言葉を聞くと、近隣の不幸の只中に飛び込んでいく父の姿が浮かんできます」。

父親の生き方に憧れた渡邉さんは、大工を継ごうと考えた時期もあります。ところが高校生の時、父親から「あんちゃんは手先がそんなに器用ではないし、金儲けもできそうもないから、人助けをしたらいいんじゃないか」と言われ、それがあまりにも的を射ていたので、地元の千葉大学の医学部受験を決めました。

医学部6年の冬には、父親譲りの利他精神を遺憾なく発揮して、ある「団体」との関係に悩む友人の世話に追われました。その結果、希望していた内科系の医局に入り損ねる羽目に。途方に暮れていた時、たまたま訪れた精神科医局で医局長の人柄に惹かれ、精神科医になったのだそうです。なんともあっさりした志望動機だったのに、火中の栗を拾うような精神科病院改革に取り組むことになったのは、職人たちを人望で束ねた棟梁の血を引く男の宿命だったのかもしれません。

「父は、瓦、建具、畳、内装、電気工事、水道などの職人仲間に気持ちよく働いてもらおうと、常に力を尽くしていました。そんな姿を見ながら育ったことが、今の私の仕事に生きています」

力技ではなく、誠実な人柄から自然にあふれだす調整力。これこそが人を動かし、組織や社会を変える原動力なのだと、渡邉さんの柔らかな笑顔を見ながら思いました。

安心と安全を提供する精神医療

K病院のサテライトクリニックが行うショートケア（登録約60人）も注目を集めています。利用者はひきこもりを経験した若者が多く、対人関係に少なからず恐怖や不安を抱いています。そこで、性格特性や課題が似ている人を集めた少人数制（3〜7人）とし、読書や雑談、販売もする工芸やイラスト制作などの後、オープンダイアローグのリフレクティングを取り入れた長時間の振り返りを毎回行っています。

「同じような体験をした他者の話に耳を傾けて、自分の心の中でも対話を繰り返す。そのうちに自分の課題や解決の糸口が見えてきて、新たな活動への意欲が湧いてきます。利用者同士の理解や共感も深まって、このショートケアが安心できる居場所になっていきます」。K病院企画調整部長でショートケア担当の松井哲也さんはそう語り、この対話法を「気づきの対話モデル」と名付けて普及活動に取り組んでいます。

また、職場環境さえ合えば高度な仕事をこなせる利用者が多いので、就労支援プログラムも提供しています。定期的に開く「就労サロン」でハローワーク職員も交えた「気づきの対話」を重ねながら、特性や経験に合った仕事を見つけていきます。これが目覚ましい成果を上げており、地元の中小企業団体や、中央官庁などからの見学が相次いでいます。

松井さんは「失敗しても戻れる場所があれば、就労にも安心してチャレンジできます。でも戻って来る人は少なくて、職場が新たな居場所になり、長期就労につながっている」と語ります。

幼少期の酷いトラウマを抱え、かなり悪い状態でK病院を受診した女性は、医療スタッフの親身な関わりとこのショートケアを経て、劇的に回復しました。現在は結婚して、元気に暮らしています。

これから先の人生で、こころが再び悲鳴を上げそうになっても、K病院に相談すればなんとかなる。患者のこころに安心や安全を提供するK病院は、病院全体がこころの港「ハーフェン」になりつつあります。

COLUMN

グリーンホスピタル

人間関係と緑化が患者を癒す

大阪府の南部、和泉市にある新生会病院は、アルコール依存症（アルコール使用障害）の治療に特化した精神科病院です。断酒の継続を目指す外来・入院治療の他、飲み過ぎを防ぐための適正飲酒指導外来を設けています。集団や個別の認知行動療法、院内断酒会、アルコール基礎講座、家族教室、家族例会などの様々なプログラムも提供しています。

同病院を１９８１年に開設した名誉院長の和気隆三さんは、80代になって治療の第一線を退いた後も、「緑化担当」としてこころ安らぐ病院づくりに励んでいます。落ち着ける環境の中で育まれる良好な人間関係こそが、こころの病の一番の薬だと信じているからです。

家庭内暴力なども引き起こすアルコール依存症は、放置できない深刻な病ですが、以前は精神医療も「なすすべなし」のお手上げ状況でした。強制入院という罰で懲らしめて断酒させても、すぐに再飲酒する患者ばかりだったのです。和気さんは、府内の精神科病院に勤務していた若い頃の経験をこう振り返ります。

「外来診療でしっかり話を聞いて対応しても、次に会う時はヨレヨレになっているのですから、『もう顔も見とうない』となります。そんなことばかりで嫌になってきた頃に、先輩の医師に誘われて断酒会を見学したんです」

「驚きました。彼らは、分かりあえる仲間たちと日々の体験を語り合うことで、断酒を継続できていたのです。『俺は今まで何をしていたんや』と、反省や後悔の念が込み上げてきたのを今もはっきり覚えています」

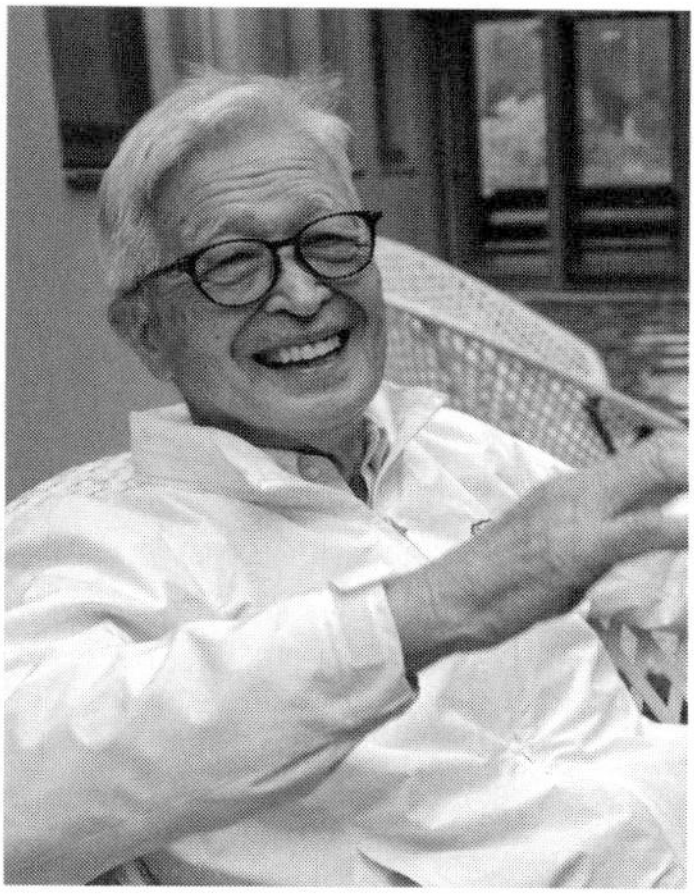

和気隆三《わけりゅうぞう》 さん

Ryuzou Wake

新生会病院名誉院長。1960年、大阪薬科大学卒。1964年、大阪医科大学卒。藍野病院（大阪府茨木市）で府内初のアルコール依存症専門病棟を開設した後、岸和田市にあった泉州病院の院長に33歳で就任。1981年、アルコール依存症専門の新生会病院を和泉市に開設して院長に就任。診療の第一線を退いた現在は緑化担当として同病院を支える。

『やればできる。立ち直れる』。私が感じた思いを病院の患者さんたちにも実感してもらうため、バスを毎週出して断酒会に参加するようになりました。また、患者さんたちの閉じたこころを癒すには、外部の人が自由に出入りできる環境に変える必要があると考えて、閉鎖病棟を開放病棟に転換しました。まだ30代でしたが院長になっていたので、思い切りやれたのです」

「でも簡単にはいきません。開放病棟にすると、どうしても院内飲酒が広がってしまう。飲酒した患者さんを問い詰めて、隔離室でしばらく反省を促したこともありますが、出てくると入院仲間たちが英雄扱いで迎えます。『しんどかったやろ。ま、飲もうや』という具合です」

「退院した日の晩には、世話になった人に酒とツマミを差し入れるのが仁義で、そういう所はみんな真面目なんですね。夜に病院の裏庭に忍び込んで、音を出して合図する。すると上の病室の窓から、紐のついたカゴがするすると降りて来る。そして酒盛り。こうして裏庭には、ウイスキーの小瓶や焼酎の瓶がごろごろ転がることになりました。さすがに腹が立って、『この病院の窓に金網を付けさせたいのか！』と怒鳴ったこともあります」

とはいえ、どんな患者でも入院中はさすがに飲酒量が減ります。そして体調が良くなると、「博打をやり出すのです」と和気さん。入院生活の退屈しのぎと、今後の生活への不